现代著名老中医名著重刊丛书·《第三辑》

范文甫专辑

浙江省中医研究所
浙江省宁波市中医学会 编

人民卫生出版社

图书在版编目（CIP）数据

范文甫专辑/浙江省中医研究所　浙江省宁波市中医学会编.
—北京：人民卫生出版社，2006.12
（现代著名老中医名著重刊丛书　第三辑）
ISBN 978-7-117-08259-4

Ⅰ.范…　Ⅱ.①浙…②浙…　Ⅲ.医案-汇编-中国-现代　Ⅳ.R249.7

中国版本图书馆 CIP 数据核字（2006）第 142228 号

现代著名老中医名著重刊丛书

第三辑

范文甫专辑

编　　者：浙江省中医研究所
浙江省宁波市中医学会
出版发行：人民卫生出版社（中继线 010-59780011）
地　　址：北京市朝阳区潘家园南里 19 号
邮　　编：100021
E - mail：pmph @ pmph. com
购书热线：010-59787592　010-59787584　010-65264830
印　　刷：三河市尚艺印装有限公司
经　　销：新华书店
开　　本：850×1168　1/32　**印张**：5
字　　数：117 千字
版　　次：2006 年 12 月第 1 版　2025 年 1 月第 1 版第 7 次印刷
标准书号：ISBN 978-7-117-08259-4/R·8260
定　　价：11.00 元

出版说明

自20世纪60年代开始，我社先后组织出版了一批著名老中医经验整理著作，包括医论医话等。半个世纪过去了，这批著作对我国近代中医学术的发展产生了积极的推动作用，整理出版著名老中医经验的重大意义正在日益彰显，这些著名老中医在我国近代中医发展史上占有重要地位。他们当中的代表如秦伯未、施今墨、蒲辅周等著名医家，既熟通旧学，又勤修新知；既提倡继承传统中医，又不排斥西医诊疗技术的应用，在中医学发展过程中起到了承前启后的作用。这批著作均成于他们的垂暮之年，有的甚至撰写于病榻之前，无论是亲自撰述，还是口传身授，或是其弟子整理，都集中反映了他们毕生所学和临床经验之精华，诸位名老中医不吝秘术、广求传播，所秉承的正是力求为民除瘼的一片赤诚之心。诸位先贤治学严谨，厚积薄发，所述医案，辨证明晰，治必效验，不仅具有很强的临床实用性，其中也不乏具有创造性的建树；医话著作则娓娓道来，深入浅出，是学习中医的难得佳作，为近世不可多得的传世之作。

由于原版书出版的时间已久，已很难见到，部分著作甚至已成为学习中医者的收藏珍品，为促进中医临床和中医学术水平的提高，我社决定将一批名医名著编为《现代著名老中医名著重刊丛书》分批出版，以飨读者。

第一辑收录 13 种名著：

《中医临证备要》
《施今墨临床经验集》
《蒲辅周医案》
《蒲辅周医疗经验》
《岳美中论医集》
《岳美中医案集》
《郭士魁临床经验选集——杂病证治》
《钱伯煊妇科医案》
《朱小南妇科经验选》
《赵心波儿科临床经验选编》
《赵锡武医疗经验》
《朱仁康临床经验集——皮肤外科》
《张赞臣临床经验选编》

第二辑收录 14 种名著：

《中医入门》
《章太炎医论》
《冉雪峰医案》
《菊人医话》
《赵炳南临床经验集》
《刘奉五妇科经验》
《关幼波临床经验选》
《女科证治》
《从病例谈辨证论治》
《读古医书随笔》
《金寿山医论选集》
《刘寿山正骨经验》
《韦文贵眼科临床经验选》
《陆瘦燕针灸论著医案选》

第三辑收录 20 种名著：

《内经类证》
《金子久专辑》
《清代名医医案精华》
《陈良夫专辑》
《清代名医医话精华》
《杨志一医论医案集》
《中医对几种急性传染病的辨证论治》
《赵绍琴临证 400 法》
《潘澄濂医论集》
《叶熙春专辑》
《范文甫专辑》

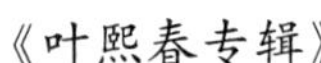

《临诊一得录》　　《妇科知要》
《中医儿科临床浅解》　　《伤寒挈要》
《金匮要略简释》　　《金匮要略浅述》
《温病纵横》　　《临证会要》
《针灸临床经验辑要》

这批名著原于20世纪60年代前后至80年代初在我社出版，自发行以来一直受到读者的广泛欢迎，其中多数品种的发行量都达到了数十万册，在中医界产生了很大的影响，对提高中医临床水平和中医事业的发展起到了极大的推动作用。

为使读者能够原汁原味地阅读名老中医原著，我们在重刊时采取尽可能保持原书原貌的原则，主要修改了原著中疏漏的少量印制错误，规范了文字用法和体例层次，在版式上则按照现在读者的阅读习惯予以编排。此外，为不影响原书内容的准确性，避免因换算造成的人为错误，部分旧制的药名、病名、医学术语、计量单位、现已淘汰的检测项目与方法等均未改动，保留了原貌。对于犀角、虎骨等现已禁止使用的药品，本次重刊也未予改动，希冀读者在临证时使用相应的代用品。

人民卫生出版社

2006年11月

编写说明

近代名医范文甫，执业四十余年，起沉疴，挽垂危，蜚声杏林，颇负时望。门墙桃李，遍及江浙。临床擅用长沙方，时人咸以经方家目之。其医案多要言不烦，而能洞中肯綮。吴涵秋、李庆坪等曾在1962年《上海中医药杂志》及1965年上海中医学院所编《近代中医流派经验选集》中发表了先生部分医案，1962年宁波市卫生局也选编了《范文甫医案》，由浙江省中医院魏长春副院长审阅加按，付梓刊印。为了更加完整地反映出范文甫先生的学术思想和临床经验，兹据新收集到的47册门诊稿，12册出诊稿，及医话、轶事等抄本，再次做了较系统的总结和整理，并将原病案中的市制单位全部换算成公制单位“克”（1钱＝3克）。

本辑分生平简介、学术思想探讨、临床经验选介、医案选编四个部分，并附几篇医疗轶事。参加编写工作的有徐文达、张子久、贝时英、王明如、张迪蛟、吕直、吕志连等同志，并承钟一棠、张沛虬、罗仲丹、魏治平、张辅臣等同志指导，又得到范氏门人张百川、王华英、姚渭木、李庆坪、王志均、虞志瑞、孙幼立、冯忠琦、朱宝楚等老中医的热情帮助和宁波市、宁波地区、慈溪县、余姚县等卫生局的大力支持，在此一并致谢。由于我们水平有限，不足之处，敬请批评指正。

浙江省中医研究所

浙江省宁波市中医学会

1982年6月

目录

范氏生平简介

范文甫先生，名赓治，晚号文虎（公元1870～1936年），浙江鄞县西郊人。其先祖于宋高宗年间由湖北襄阳迁来。与“天一阁”范氏同宗。其父邦周公经商，业余好事岐黄，且精外科。先生幼承庭训，又从江阴沙氏游。生平治学谨严，文师昌黎，字摹右军，医宗长沙。一生以仁术济世，乐育英才，自奉俭节，为人不拘小节，且不畏权贵。其医风轶事，时人传为美谈。

先生初习举子业，充博士弟子。因敬慕明·鄞县张公苍水之为人，无意仕途而弃儒不试。以医为仁术，功能救人济世，故隐于医林。仰承先志，克绍箕裘，博览群书，苦心钻研，能穷经典之蕴奥，师各家之所长。临床崇尚实践，博采众方，且能洞彻症结而匠心独运。处方用药，审慎果敢，当机立断，常获桴鼓之效。据《鄞县通志》载：“自少游淮扬，遇异僧师之，授经方，遂以医名。初擅疡伤，继专精内科。主古方，好用峻剂，患者至门，望见之，即知其病所在，投药无不愈……”。

旧时，夏秋霍乱流行猖獗，沿户相染，甚则一家数口相继病亡，生灵涂炭。中医界同人无不忧心忡忡，先生振臂行义，率弟子并召集中医药界义士，办起临时防疫医院，决心降伏“虎疫”。先生自任院长，又聘沪上名医祝味菊为副，偕门人吴涵秋等十余人，轮值应诊。医院设病床十余张，疫情严重时增至百余，先生朝夕两次亲临诊视，审疫情病势，察方药煎制，查规则职守，视案卷记述。医院开办三又半月，活人无算。此外，还根据当时流行病况预煎汤药，一经诊断，即刻服用。同时印就防治霍乱协定处方，广为散发。一时前往索方者接踵而至，户限为穿。其仁术济世，为民造福之风，颇为人们钦佩。

先生自奉甚俭，不究衣着，不搞排场。终年一身对襟长衫，头戴卷边铜盆帽，脚穿布僧鞋。为人慷慨，亲友中有求助者，悯然矜恤，欣然解囊。贫病邀请，视其家徒四壁，即却其酬。当时甬（宁波的别称）地挂牌中医号金概收六角，先生只收四角另六个铜板，而出诊收费独昂，如到慈城一次（约二十公里）收费四十八元，上海等地以天数计，出诊费二百元外，逗留一天加一百元。先生曾谓："门诊之人，以贫病者为多，出诊则多殷实之家。既知出诊所费甚伙，倘非富有，断不会有此排场。"每遇病急邀诊者，虽子夜严寒，必揭被而起，从不稍迟。或有贫而病重不能来诊者，其家人常候先生于途中，诉其情，邀至其家。先生欣然而往，毫无愠色，给药之外，偿以夙愿，并屡访至病愈而已。先生怜悯疾者病苦，常施诊赠药（凭先生盖章处方，可径向药铺取药），每于端午、中秋、岁终由诸药肆向先生结算病家赊欠之费，有时竟几倾其所有，而先生仍不以为意。尝自书春联云："但愿人皆健，何妨我独贫。"故鬻医数十年，家无余资。

先生医誉日隆，遐迩闻名，负笈求学者踵至。其墓志铭载："医名噪于市，远近求疗治者，四面至，生徒诣门下问益，无虑数十百人……"先生授徒，定期五年，先读《内经》、《难经》、《伤寒论》、《金匮要略》、《神农本草经》、《温热经纬》、《汤头歌诀》等基础理论著作，嗣后随师侍诊。叶天士《温热论》、薛生白《湿热病篇》、王清任《医林改错》、陈修园《长沙方歌括》、周学霆《三指禅》等，也属必修读本。陈士铎《石室秘录》、钱松《辨证奇闻》、程钟龄《医学心悟》等，均为同学课外阅读之书。先生精研医典，熟谙古文，故行文则驾驭自如，释义则心手相应。先生赞同孙思邈学医入门前要"读五经、读三史、读诸子、读庄老"的主张，强调学医要先治儒学。先生先儒后医。课徒亦实践自己的治学经验，家聘文坛宿儒，教授"四书"及诸子文学。尝谓弟子："俗语说，'秀才学行医，快刀切咸齑’，尔等倘能通晓经典，如握攻医之匙，否则犹如将登高而无云梯，欲渡江而无舟楫耳。”又说：“《医学入门》谓‘盖医出于儒，非读书明理，终是庸俗昏昧，不能疏通变化。’尔等徜有志于医林，发皇古义，发展广大者，非从源到流，勤求博采，撷取精华，知常达变不可。”为造就新材，不辞辛劳。其墓志铭载有先生课徒督教情景：“黎明，先生据案高坐，令诸生徒，背诵所习书文，琅琅满室中。于时病者方环集，先生则为之处方，问寒耶？热耶？众徒伺其后背诵之，或脱漏一二字，即责补之，边听边纠，己即又为处方，如是者习以为常。”先生谆谆告诫：“医虽小道，人命关焉，习于此，当于是处求之。愿汝细心研求，常存不足之心，自有日进，……若稍自满，非吾所望于尔焉！”常勉励弟子精益求精，务谦虚，戒骄傲。生徒满师之际，还书赠条幅，以作座右之铭：“诊脉须静心体验，立方要先求和平，不可胆小，尤不可大意，勿以病小而玩忽，毋因病重而退缩，务求吾心之所安，于理不错，自然于人有济！”

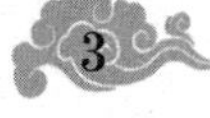

“古道论交轻富贵，洁心涉世笑炎凉。”先生饱学多识，襟怀坦荡，不拘小节，不畏权势，有古侠士之风。时人以其玩世不恭，咸称“范大糊”，先生乐而受之，不以为忤，且自号“古狂生”。诗稿中有“风波万丈寻常事，兀立横流莽丈夫”之句，足见其生性耿直豪爽，不随波逐流，对于世事之炎凉，独具冷眼相待的超然性格。其时军阀张宗昌病而邀诊，视其湿困中焦，头昏神怠，纳呆便溏，遂书清震汤一方。张嫌其处方案语简短，药味少，药价贱。先生讥之曰：“用药如用兵，将在谋而不在勇，兵贵精而不在多。乌合之众，虽多何用！治病亦然，贵在辨证明、用药精耳。”四座惊骇，先生仍旁若无人，谈笑自若。1920年会稽道尹黄庆澜，崇洋媚外，藉考试之名，图逐步消灭中医之实。伪宁波警察厅命令中医界集中考试，群医哗然而不敢与争。先生拍案而起，在报上揭露反动当局所出试题错误之处，指出“金匮论痰饮有四，其主治何在?”应为“金匮论饮有四，其痰饮主治何在?”并率领医界代表诘责当局，指出其居心叵测，迫使当局不得不收回成命。先生为加强团结，顶抗非难，互相砥砺，以求深造，联合各县中医，组织成立了宁波中医研究会。公推先生为会长而主其事。先生为振兴国医，不遗余力，切磋学术经验，撰述医学论文，提高诊疗水平。研究会编印《中医新刊》杂志，广为交流，延续十余期，在江浙等地影响颇大。

又1934年，因慈（慈溪）申（上海）两地药业商贾为象贝牟利而肇事，引起公讼，以致沪上药界拒进象贝，造成市肆象贝缺如，凡处方象贝者，概以前胡代之。先生风闻其事，出于公心，为申张正义，竟不顾瓜田李下之嫌，毅然在上海《申报》、《新闻晚报》及宁波《时事公报》等发表“启事”，指出“象贝事件”虽系药业间的争端，然用前胡替代象贝终非善策，强调医药事关人命，象贝断不能用前胡替代。“启事”发表后，沪上国医界附和赞同者甚众，对先生不畏社会非议的大无畏精神，深为钦佩。先生的严正立场得到沪地医药界正义人士的支持和赞许，从而使这一不良做法得到纠正。

先生素好读书，经史子集，多所涉猎，工诗文，擅书法。墓志铭载：“雅好蒐集古今金石书画，间亦为诗。诗多称性之言，不事镌绳，往往有独到语……”平素喜与文学、艺术之士交游，座上客多有书卷气。“谈笑有鸿儒，往来无白丁”，品茶论书画，饮酒谈诗词，皆视为人生快事。当时，正值军阀混战，民不聊生。先生行医，广与社会接触，加深了对人民生活的了解。故所吟之诗多反映时代苦难，对社会的鞭笞，对人民的同情和对自己生不逢辰的哀怨之情。如挚友病故，先生挥笔挽联：“克家有贤子孙，死而无憾！处身当恶浊世，生欲何求?”咀咒坏人当道，人民遭殃，则书春联“水深波浪阔，人少畜生多”。先生残留诗稿一册，约四百首。构思新颖，形象鲜明，格调清新，且率直朴实，情意悠远，妙趣横生。咏吟之如行云流水，琅琅上口。先生对王羲之书法奔放不羁、沉著凝炼、且有骨力，最为服膺，毕生学书多摹二王，忙闲无间，寒暑不废。诊余有求书者，兴之所至，笔走龙蛇，秀媚雄浑，别具一格。我市商场市招，咸以得先生墨宝为荣。先生以诗书驰骋士林，医理、诗文、书法被甬上士林誉为“三绝”。先生嗜好金石古玩，品赏书画，往往竟夕忘疲，如任柏年的丹青、梅调鼎的墨迹，最使先生心折。诊所中挂有工笔丹青肖像一幅。晚年又得汉虎印一方，不惜重金购之，且易字文虎，书法款署，多喜用之。

先生平生忙于应诊，无意著述。但对医籍批注甚勤，遗有《千金要方》、《伤寒来苏集》、《外台秘要》等眉批本二十余种，积贮医书八大箱，殁后遗赠“天一阁”。尚有《澄清堂医存》遗稿十二卷，惜遭回禄。现仅存《外科合药本》一卷及临证医案七十余册。

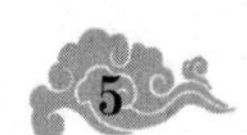

学术思想探讨

先生家学渊源，儒而后医。平生治学严谨，至晚年而志不衰，诊余尤手不释卷。在七律《雨夜》中写道："可笑书灯不解事，有花偏向案头开"，可见其孤灯伴读，一丝不苟，好学不倦的态度。行医四十余载，精于内、外各科，学术上能知源识流，从流达变，上溯医经典籍，下及诸家之学，无不浏览，对民间偏方、验方，亦很珍视，且能撷融各家之长于一炉。先生强调治病求本，尤重运气变化；善于望神察舌而不废问闻按切；临床擅于治寒，亦长于治温；善用古方，好投峻剂，处方立案不拘常格，每能出奇制胜，起沉疴而挽重危。名闻遐迩，誉满医林，别开医风，独树一帜，堪称一代名医。其所遗医案，要言不烦，朴实无华，然也有洋洋百余言而条理井然者。兹据所遗医案探讨其学术思想如下：

学宗经典　旁参诸家

一、尊《内经》为医学源泉

先生尝言："《内经》为医学源泉，《伤寒》、《金匮》承先启后，实后学之准绳。"对医经典籍，穷微极本，背诵烂熟，临床应用也就得心应手，左右逢源。并告诫门人"岂可不熟读也哉！"如根据《内经》"治病必求于本"，"必伏其所主，而先其所因"的理论，强调指出："治病未求其本，故而不效"，"一病之起，必有其因，症形虽多，必有重心。"意在病情演变过程中，虽错综复杂，但需审证求因，抓住疾病发生的根本原因，为论治提供可靠依据。如是在临证中亦常引经据典，分析病因、病机。如郑案曰："此证全是湿，经曰：'因于湿，首如裹……大筋软短，小筋弛长'即此证也。"方用河间清震汤，以健脾燥湿，轻清升阳。正由于辨证重在求本，异病同治，故此方亦常用于夏秋间感冒挟湿及湿邪阻肺之咳嗽而得效。又如治江北岸徐姓巨商，因行情莫测，日夜忧虑，久而酿成失眠。前医迎合富人心理，不重辨证，迭进健脾养血宁心之剂，历经医治无效。先生笑曰："夫子之疾，形气有余，脉气亦有余，何可犯实实之戒。《素问·至真要大论》谓：'疏其血气，令其条达，而致和平'是也。"因授王清任血府逐瘀汤去桔梗加参三七。药中病所，一服夜卧泰然，连服15剂得能深睡。后时隔2月，旧患又作，复来求治，先生察其脉两关尚弦，口苦咽干，舌红苔黄，证仍属实，因由不一，认为证属"肝火旺而魂不入舍，上走空窍"所致，"不泻其龙雷之火，卧岂能宁乎"！故用龙胆泻肝汤，服药5剂而安。药随证移，迥然有别，同病异治，堪称范例。

先生遵《内经》"谨守病机，各司其属"的原则，十分强调因人、因时制宜。如对臌胀的治疗，因病有标本，治有缓急，常根据具体证情与体质而定先后补泻。古方如"鸡矢醴"亦多习用，且有心得。对霍乱痘疫诸病，则强调"岁时不同，不可执一"，随证而辨，论因而治。1935年，曾为《慈溪魏氏验案类编》初集题序指出："医之用药，与大将用兵、文人操觚无异也，随机应变，自出机杼而已……看一病，立一方，有此用之而效，彼用之而不效，此用之而得生，彼用之而死者何也，机杼不同也。"言之中肯，纯属至理。

脾胃为中州之土，生化之源，四运之轴，升降之枢，有关脾胃学说的理论在医经中占有重要地位。先生临证对此十分重视，尤以建立中阳为要务，认为脾阳得振，则戊土能降，己土能升，升降相因，上下相召，斯营卫生化有源，气血运行有规，水寒不能内聚，虚风亦能自灭，其论亦宗尚经旨，旁参诸家而来。

二、师仲景而承先启后

张仲景继承《内经》、《难经》等古典医籍的基本理论，结合自己的临床实践，总结了汉以前的医学成就，著成《伤寒杂病论》，在祖国医学发展史上，占有极其重要的地位，对后世医家有着很大的影响。先生对《伤寒论》、《金匮要略》最为膺服，推崇备至。临床应用仲景之方，最有体验。如治一船老大，乘饥恣食，解衣捕虱，次日发热而自汗，胸膈不利，前医以伤食而下之，中风而汗之，渐觉昏困，上喘息高。先生谓："太阳病，下之，表未解，渐喘者，桂枝加厚朴杏子汤佳，此仲景法也。"竟一剂喘止，再剂微汗，至晚身凉而脉和。诚如先生所言："其神捷竟如此，《伤寒论》可不熟读乎哉！"如治邱溢伤寒里虚一案：发热、烦渴、头痛，脉浮紧无力，尺以下迟而弱，乡医皆以麻黄汤。先生曰："尺脉迟弱，仲景云：'尺中迟者，营不足也，不可发汗'。"遂用小建中汤，先调营分，至五日后，尺部方应，乃投麻黄汤二服。对仲景方，选取运用，恰到好处，且不失规矩。如以桂枝白虎汤，治太阳阳明合病，伤津较甚，则合增液汤；用葛根汤治伤寒误治中阳被遏，用麻杏石甘汤治肺火上炎之两目肿痛，炙甘草汤以治虚阳上越、目赤肿痛，等等，皆能发仲景之微，启仲景之奥。

历代注释《伤寒论》者，迄今不下数百家，先生最赞赏柯韵伯之《伤寒来苏集》，当年曾为之注释。先生认为："柯氏以证名篇，而以论次第之"，"此实得经旨，乃有纲目。"

三、参诸家以兼收并蓄

先生不仅注重经典，对后世诸家之学，无不博览详论，融会贯通，撷采所长，毫无偏见。墓志铭载："其为医不主一家言，尤不喜袭时下陋习。"课徒除授以经史和《内经》、《伤寒论》、《金匮要略》等经典著作，作为中医基础必需熟读外，叶天士的《温热论》、薛生白的《湿热病篇》、王孟英的《温热经纬》、王清任的《医林改错》、陈修园的《长沙方歌括》和《时方歌括》及周学霆的《三指禅》等等，均列为必修课目，对其他诸如刘（河间）、李（东垣）、朱（丹溪）诸家，以及《千金方》、《局方》、《济生方》、《本事方》等方书，均取其所长，择其所善，尤其对《医林改错》、《辨证奇闻》、《石室秘录》等书，最为赏识，贮之青囊，录用颇多。对民间的偏方、验方等等，亦很重视。又如先生以附子理中汤治吐血，理循张景岳之“劳倦伤脾，而脾胃阳虚，气有不摄，所以动血”。周学霆也指出：“五脏为内寒所侵，血不安位而妄行”。据此先生悟出，“吐血属阴虚阳盛者固多，但阳虚挟寒者亦不少”，认为“脾统血，阳虚者，阴必走”，故主以温阳摄血而治，用大黄附子细辛汤治疗乳蛾客寒包火，称为“家方”。此方系从《伤寒论》少阴篇咽痛诸条，结合陈修园“少阴病本热而标寒，上火而下水”的理论而来。逐瘀诸方及解毒活血汤、急救回阳汤治霍乱，效仿王清任；龙胆泻肝汤治失眠，法遵柯韵伯；冷水灌顶治疫病取法李士材；治痢疾之归芍七味，方出于《石室秘录》；腰痛五味（宽腰汤）来自《辨证奇闻》。如用干荔枝治脾虚久泻，用冬术（即生晒术）30 克治子食母气之心痛，用防风 30 克研末治芫花中毒之泄泻，皆自《阅微草堂笔记》而来；治手足背跌断方则取于乡下轿夫，得之仙女庙游民处。凡此等等，足见先生医学识见之深广。

天人相应　注重运气

先生深明经旨，根据《素问·五常政大论》“必先岁气，无伐天和，无盛盛，无虚虚，而遗人夭殃，无致邪，无失正，绝人长命”的理论，而提出：“岁时不同，不可执一”的学术见解。在人与天地相应的整体观念指导下，把运气学说结合应用于临床。如感受疫疠之邪的霍乱瘟疫，治疗遵“火郁发之”的原则，认为：“铁耜拨火而散，火力不能作祟”，反之，“火聚一处，一盆冷水，火非不熄，热气上炎，肺被炙烂，则能危及生命。”但由于气运对人体的影响，同一疾病证候表现亦不尽雷同，因此必须“谨守天信，不失气宜”，采取相应的治疗措施。正如先生在1926年致章太炎先生函中所云："前此20岁，霍乱大作，非大附子一两（30克），连三、四剂不治；前此五年，霍乱又作，以紫雪和生姜汁冷调服亦愈；去岁霍乱又作，以酒炒黄芩一、二两（30～60克）治之；今岁霍乱又大作，仆用王清任解毒活血汤，进三、四剂，服后化大热得已，而进姜、附者多不救。"足见先生能据岁气不同，因天、因时制宜。嗣后，章太炎先生来书，亦认为王氏解毒活血汤之方可法，并结合近代药理学分析："主药乃在红花、桃仁。红花五钱（15克），行血通脉之力不细；桃仁八钱（24克），则杀菌之功伟矣。足下又以其方进三、四剂，所以治有奇效"。而先生当时立方之意，则不尽如章氏所言。

根据气运规律，1926年为丙寅年，岁水太过，少阳相火司天，厥阴风木在泉。本为运克气的不和之年，且瘟疫之病，多见于夏秋之交（即农历五至八月间），所谓三之气与四之气主时，正值少阳相火及阳明燥金当令。客主加临，系有消金烁石之势。先生用王氏解毒活血汤者，以生地黄、赤芍、连翘、生甘草等凉解血分之热毒；柴胡辛苦和解，入少阳以转枢机；葛根辛平解肌，入阳明以升清阳；桃、红、当归，化瘀通脉，荡邪致新；辅以枳壳疏利气机，如是则从血分入手，以治疗发绀脉伏，瘟毒内闭之霍乱吐泻，屡获奇效。当年霍乱流行，先生将此方预先印就，索方者户限为穿。

然而，同年霍乱，先生亦间有用王氏急救回阳汤而取效者，因毕竟岁水太过，尚有中寒亡阳之例，或阳随液脱，较前证更进一筹，故用桃、红活血通络外，以姜、附急救回阳，参、术、草补气，取"阳生阴长"之义，与前方相比，偏重于气分而治，适用于汗多亡阳之变。

推至前20年，即丙午年（1906年），因"岁水太过，寒气流行，邪害心火，"进入四之气（大暑至秋分），正值农历七、八月间，水运寒气与湿土相合，且太过之岁，气化运行，往往先天时而至，即在夏末初秋，因中寒阳微而致挥霍撩乱，故先生用大剂附子而见功。及至前五年辛酉年（1921 年），为岁水不及，由阳明燥金司天，少阴君火在泉，瘟疫霍乱，易致火盛灼营，而用紫雪凉开息风，以生姜汁反佐而取效。又前此一年，岁在乙丑（1925 年），岁金不及，炎火乃行，火热之气，乘而侮之；又由太阴湿土司天，太阳寒水在泉，湿热中阻，大肠传化失司，则下利无度，上逆而吐，故用大剂黄芩，苦寒燥湿清热而得效。

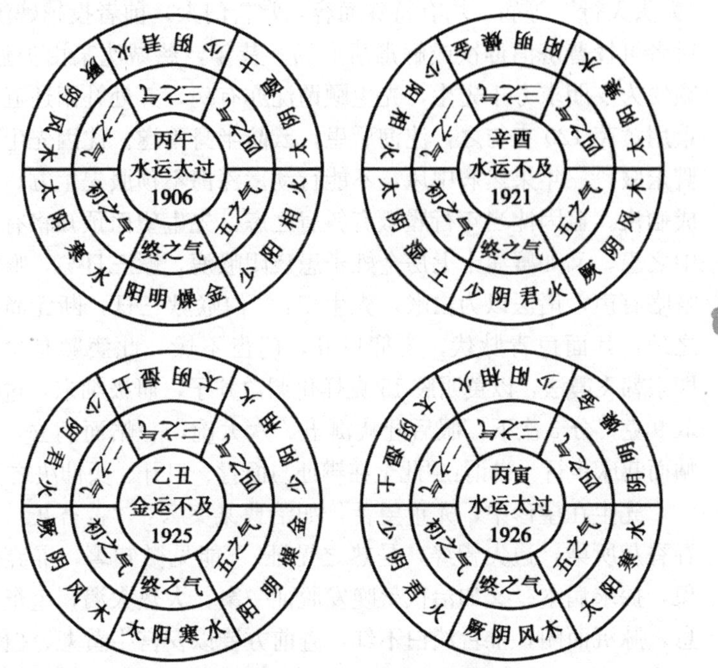

丙午、辛酉、乙丑、丙寅四年客运图

据目前有关资料阐明，运气变化与疾病的发生确有联系，但也未尽吻合。先生对霍乱一证的“同病异治”，虽从当时气象资料无可印证，但其立方井然有条，疗效得心应手，确与气运变化不无联系。《素问·气交变大论》指出："夫气之动变，固不常在，而德化政令灾变，不同其候也。"故需"因天之序，盛衰之时"而辨证用药。

四诊合参 尤重望诊

先生运用四诊，首重望诊，善观病者气色，能烛隐见微，洞识症结。故《鄞县通志》赞曰："患者至门，望见之，即知其病之所在，投药无不愈"，并非过誉之词。如"风水病"与"大头天行"等病，均有特殊面容，常告门人，前者投越婢汤，后者可投普济消毒饮或解毒活血汤。昔年，慈城沈某由沪返，顺便为友朋求方于先生，先生顾谓沈亦有病，并处补阳还五汤重用黄芪120克与之，沈询后患，云防半身不遂。沈因先生怪僻未服，三年果然病中风，不能行动。深悔不预服先生方，延成痼疾。盖因沈当年行履微有斜肩之态，先生望而预知将有卒中之患。又如蟹浦十七房金姓子患痰闭喉痹，厥三日矣，喉间咯咯有声，诸医以为白喉，先生曰："白喉厥三日，断无尚存之理，其面色青脉伏，头仰口开，门齿不燥，此痰厥是也。"即宗韩飞霞法，以黄明胶15克烊化调白芥子，研极细末，过筛取9克，分3次下，服后吐痰涎五、六大碗，一帖而病去，三帖而起床步行。自谓："此全在辨证与面青、口开、头仰决之。"

先生在望诊中，尤重望舌，如治曹某案云："舌苔灰，是吞香灰所染，边尖皆绛，是热之见证。"能见微知著，屏弃假象，探求病本。又如治伏暑晚发脱证一案，大热大渴，奄奄一息，脉沉而闭，惟舌淡白不红，查前方皆以安宫牛黄丸、白虎之类，先生曰："舌白如此，真阳欲脱，快服此方或可得生，迟无及矣。"处方：厚附子、炒蜀漆、龙骨、生姜各三钱（9克）。一服瘥，三服愈。自云："余盖取舌色也。"先生注重舌诊，甚至方剂加减，亦从舌苔变化而定。如治湿热病，常用五苓散、四逆散等方。初期舌苔白腻者，用五苓散加藿、朴；舌质见红，去桂为四苓散，或加滑石；里热甚者，再加寒水石、石膏而成苓桂甘露饮；若寒热如疟，舌苔薄白，则以四逆散加桂枝；舌苔光绛去桂枝易天花粉；如壮热不退，舌苔薄白，用白虎汤加桂枝；苔呈黄腻者，用白虎汤加茅术等等。

先生善于望神察色，观舌治病，但也不忽于问、闻、切诊。如天童寺一小和尚，忽患音哑不能言，以手指喉、抚胸，作无可奈何状，先生询其同来和尚，答曰："此小和尚上山看笋，见山中鲜草、鲜果，必欲食。"先生即推知为误食生半夏中毒所致，遂以生姜 9 克，白蜜两匙，煎汤服之，三服而瘥，五服而愈，足见先生善于问而敏于思。

至于切诊，先生对寸口三部分脏腑问题，赞同周学霆之见，尝谓："有应分者，有不应分者，如《素问·玉机真藏论》'春脉如弦'，'夏脉如钩'，《伤寒论》'太阳病脉浮'，'少阴病脉微细'等等不应分脏腑；又如《素问·大奇论》'肾肝并沉为石水，并浮为风水……肾脉大急沉，肝脉大急沉，皆为疝'等，则应分脏腑。"符合临床实际，实为经验之谈。平素尝言，"古人详言脉，乃知脉亦不可忽也"，"诊脉须静心体验"。然平时忙于诊务，医案一般常略于言脉，实则先生脉学功夫深湛，常藉此决死生而挽重危。如治小沙泥街郑姓患热疫，其父出曰："甫一吐一下即死。"先生曰："如此之速，当视之。"即捻其手尚温，而鱼际有脉，便曰："尚未死实，盖热极闷死。"仿李士材冷水灌顶以治疫病之法，即嘱以新汲井水四大桶，置身于空缸，灌其顶三桶后，开口呼冷而活。从上可见先生不仅善用切诊，且赖切诊以救垂危之绝症。

擅于治寒　长于治温

一、治伤寒本六经辨证

先生擅治伤寒，悉本仲景六经辨证，用药亦以汉方见长，故时人以"经方家"、"伤寒家"目之。六经方证，多有案例，用古方取纯，不加增损，每收立竿见影之效。如治一痉病患者，昏昏不识人，大小便皆无，已备后事。先生言道："幸而大小便不遗，或有可治"，以《伤寒论》葛根汤全方与之，下午服药，夜半更衣，竟一服而瘥，二服而愈。又如治林某热厥燥矢一案，发热九日，口不能言，目不能视，体不能动，四肢俱冷，医皆以为阴寒证。先生诊之，六脉皆无，以手按腹，两手护之，眉皱作楚状，又按其趺阳，大而有力，乃决其腹有燥矢。与大承气汤一大剂，得燥矢五、六枚，即愈。

学以致用，先生强调"读书不可死于字句。读仲景之书必须得仲景之心，且应前后互勘，相互印证"。如治一孕妇病伤寒；大便不利，日晡大热，两手撮空，直视喘急，已更数医，复邀先生治之，则曰："此证九死一生者也，仲景既有详论，而无治法，况前医已经吐下，用药更难。若服药大便得通，脉象反弦，或有可治。"乃与小承气汤，一服大便利，诸恙渐瘥，脉亦渐弦。有医问曰："先生微下之而脉弦决其可治，从何得之?"答曰："仲景不亦云乎，循衣摸床，惕而不安，微喘直视，脉弦者生，涩者死。""以小承气汤小下，以其已数经下，故用小承气汤微微下之，果然下后而脉弦，则肝平而胃不受克，故许其可活也。"又如治冯案之少阳阳明并病，身热心烦，喜呕，往来寒热，前医以小柴胡与之，不除。先生诊其脉洪大而实，乃曰："热结于里，小柴胡安能去之，仲景曰，伤寒十余日，热结于里，复往来寒热者，与大柴胡汤。"果一服瘥，三服愈。先生深得仲景之奥，若非熟谙经籍，岂能获效如此。

二、治温病以护津为要

先生既善于治伤寒，也长于治温病。尝云："伤寒治分六经，温病治分卫气营血及三焦，立说虽异，治法可通。"还指出："温病之名，虽见诸《内经》和《伤寒论》，而理论方药，皆略而未详，后世温病学说，可补古人之不足。"对春温初起的辨治，先生则常以《内经》"冬不藏精，春必病温"为据，正如吴鞠通、雷少逸等认为：冬应寒而反温，非其时而有气，阳不潜藏，以致元虚挟感，治仿再造散之意，用芪、参、术、归、附、柴等以扶本固表，托邪外达（见谢永泉案），可谓春温变治之独创。先生对温邪内淫，热灼于中，耗津灼液者，治不嫌凉，亟以护津，或以辛寒清气，甘寒生津，或以釜底抽薪，急下存阴，遵先贤“温病下不嫌早”之说，认为“温病早投攻下，不为大害”，意在顾津也。常至嘱门人：“盖温病往往耗精劫液，时时顾其津液，非常重要，但使有一分津液，即有一分生机，常须识此，勿令误也。”把顾护津液，看成是治温要着。如风温邪犯肺卫，不能透达，常用麻黄 3 克，梨头一只，煎服，天生甘露与辛开之麻黄同用，温而不燥，润而不滋，取麻杏石甘汤、桑杏汤之法，具“银翘”“桑菊”之用，颇合《内经》“风淫于内，治以辛凉，佐以苦甘，以甘缓之”之旨，且处方精审，服法简便。就某种意义来说，比上述诸方，别开生面，更胜一筹。又如邪入气分，痰热壅肺，腑有热结，或有逆传心包之势，则仿吴鞠通宣白承气，以宣肺化痰，泄热攻下；热入阳明气分，治不嫌凉，则以白虎汤粳米易苡仁加天花粉；如有形热结或热结旁流，舌上起刺，则用增液承气以撤热保津。余如湿温之用清震汤、藿朴五苓散；温病而现燥象及秋燥证，用清燥救肺汤阿胶易鳖甲加鲜水芦根、鲜生地，另用肺露或枇杷叶露代水；阴虚动风，用复脉、定风珠之类；神昏用“三宝”等等，论有据，而用有方，通其事又应其变。可见先生于温病学说，亦颇有研究和经验。

三、伤寒温病治法可通

温病学说，渊源于《内经》，孕育于《伤寒论》，发展于金元，成熟于明清。特别至清代，温病学派名流荟萃，叶、薛、吴、王诸家，相继闻世，各有发明，继河间、安常、天章、余霖之后，使温病学说更臻完备。叶、吴两氏所创卫、气、营、血及三焦辨证，不仅提出了温热病的辨证纲领，且可作为划分病期、确定治则、指导治疗的准则。伤寒学说与温病学说是在不同的历史条件下形成和发展的，温病虽基于《伤寒论》，而自后医家，各有师承，所持见解不同，以致长期争论不休，把伤寒与温病之学，俨然对峙。前者强调六经，伤寒以伤阳为主，治以扶阳救逆；后者强调卫气营血，温病以伤阴为主，以保存津液为要。时方派不用柴葛，经方派不用牛黄、至宝。先生在世之际，此风尚盛，为力斥门户之见，折衷无谓之争，指出："我人治病，应重在辨证论治，可不必斤斤于病名之争。"告诫门人："为医首要认清了证，方能治得好病，病名可不必强求，若必要先具病名而后言治，则当病情模糊时，岂将置之不医乎！"先生此言甚善。中医有以证统病，亦有以病统证，有证即是病，亦有病即为证，辨证论治是为祖国医学的一大特点，先生明言，伤寒、温病"立说虽异，治法可通"，不拘于病名之争，其说甚是。先生赞同陆九芝指出的阳明病就是温病，白虎汤即为温病的治法。认为"伤寒方可治温病，温病方又何不可治伤寒。"仲景之白虎、承气、复脉、黄连阿胶诸方，为治温病所习用；而伤寒阳明病或少阴热化之际，由燥火灼津，津伤液耗，温病方也在所必用，是可补仲景之未备。可见先生对伤寒与温病之争，颇有己见，评价中肯。

善用古方　好投峻剂

一、善用古方、师而不泥

先生平素喜用长沙方，治验颇多，时人目以经方家，殊不知先生亦好用其他先贤成方，以组方精练而著称。当时医者多用轻剂，且多方排偶，先生则一反常规，别开医风。通常用药不过五、六味，少则二、三味，并尖锐地指出："用药如用兵，将在谋而不在勇，兵贵精而不在多"，主张"药方取纯，最忌杂，"反对多多益善、胸无定策、漫无主见、杂药乱投的庸习。通常情况下，不但方不易而量亦不改。如用四逆散者诸药各 6

克等量，而且煎服方法，亦遵原旨；用小柴胡汤，其量一仍其旧，必嘱去渣重煎；投鸡鸣散，必嘱鸡鸣时冷服，勿令有误。慈城宿儒杨季眉先生有诗赞曰："当年医术日纷拏，二地二冬惯作家，力挽狂澜成砥柱，不教俗士乱摇牙！"

诚然，临床证情复杂多变，不能按图索骥，加减变化，在所必需。先生尝言："用经方，不能死守经方不化，余则师古而不泥古也，通过加减化裁，但不失古方绳墨，则多收事半功倍之效。"自谓："余平生用药大多有据，决非漫无目的。"如对仲景诸方之冠桂枝汤的应用，认为："太阳病初期，惟麻、桂二方为主，桂枝汤可以无麻黄，而麻黄汤不能无桂枝，因其能解肌和营卫也，以是可见桂枝之用，广于麻黄。"故凡太阳病头痛、发热、恶风，不论有汗无汗，皆以桂枝汤为主。如无汗脉浮紧者，加麻黄；咳而微喘者，加杏仁，或与厚朴同用；桂枝汤证见舌质微红、口干者，加天花粉或合栀子豉汤；邪欲传少阳者，加柴胡；呕吐，加半夏；大便实腹满等兼里实者，加大黄，即桂枝大黄汤；恶寒有汗，苔白或脉沉细等兼阳虚者，加附子，即桂枝加附子汤；偏于虚寒者，加党参、白术；妊娠初期试胎合佛手散等等。认为"桂枝汤最切实用，外感风寒初起用之，内伤气血不和亦用之，妊娠用之，产后亦用之。"又如白虎汤治疗阳明气分热甚，常以苡仁易粳米，更有泄热渗利之用；热甚伤津，加芦根、天花粉以清热生津；化燥伤阴，则加参、地、冬滋阴增液；兼太阳表证，则加桂枝，即桂枝白虎汤等等。诸如四逆散、温胆汤加味之妙，更是变化多端，恰到好处，实为后学用方之楷模。

此外，先生应用先贤成方，据其门人所述，有两方在所必改：一是喻嘉言之清燥救肺汤，必去阿胶易鳖甲，以阿胶滋腻太过，有碍于肺气宣达；一为王清任之血府逐瘀汤，必去桔梗易三七。因桔梗为舟楫之剂，载诸药而上浮，活血诸品，得桔梗恐有上涌冲激之势，颇有深意。

二、好用峻剂、轻重有度

先生常言："处方用药，灵活应用，应重则重，应轻则轻。"因能洞识症结，用药果断，常投以峻剂，以收顿挫之效。如以越婢汤治风水、黄疸，麻黄常用至18克；而治小儿麻疹闭证麻黄竟用至24克，见者吐舌，闻者骇然。当时沪上丁甘仁、徐小圃诸贤，也为之叹服。又如用王氏急救回阳汤治霍乱，生附子常用45克。时医有讥其用药太峻者，先生大言，"不杀人（指用峻烈攻伐之剂）不足为名医。"言虽戏谑，颇合至理。常告诫弟子曰："医之运用古方，如将之使用重兵，用药得当其效立见，若不对证，祸不堪矣！临证处方，胆欲其大，而辨证审因，务须细心。"又用小青龙汤治风寒失音，麻、桂仅用0.9克，泡服，谓："治伤风寒之邪客于肺卫者，此据《内经·阴阳应象大论》'因其轻而扬之'之义也"，法有所宗，而匠心独用。杨季眉先生为先生作挽诗云："用药常云如用兵，务多宜戒必就精，但期扼要终擒寇，医术赖君为阐明。"赞扬先生好用药戒多就精，发扬学术，决非炫人耳目，标新立异也。

三、药用合宜、相得益彰

先生不仅立方有据，而且用药有度，法药相宜，故能得心应手，左右逢源。如以清震汤治夏秋间湿邪内陷；泄利下重用四逆散加薤白30克，薤白煎汁代水，以通阳利气；中寒失血用附子理中汤加童便二杯分冲，祛瘀生新，引火归元；滋肺润燥，常用肺露或枇杷叶露代水；清热利湿，则用冬瓜汁代水；产后虚肿，以生黄芪120克煮糯米成粥服之（方出《冷庐医话》）；产后身热，以荆芥炭4.5克，开水送下，谓之"血晕散"，均简便而验。或以白蜜、人乳、饴糖为引，或忌麦、忌葱、忌风等等，书于案后，至嘱病员。

先生还很重视反佐法的运用，以取"甚者从之"之意，如治久咳案，闷声不扬，久不能愈，先生用小青龙汤以冰水煎之，盖此人于烈日中饮冰水，可知自热而起也。又如治蚘厥女子，已嫁多年，苦胸痛，愈治愈剧，甚至厥逆，痛作则腹部必欲物顶之，其脉乍大乍小，唇舌红，用安蛔丸 15 克捣碎研细，加蜂蜜（取其味甘诱虫），调稀与之。药后痛止，吐出蛔虫 20 余条而安。于此可见，先生对方药煎服法、药佐、药引及饮食宜忌等，均遵古训而不偏废，故治效卓著。

活法随机　出奇制胜

先生博学深思，才智过人，熟读先贤诸方，择用民间偏方，独具匠心，不拘常格，故能活法随机，出奇制胜。于《慈溪魏氏验案类编初集》题序中指出："医之方药，无所不可，固不必拘一格以求备，亦不必得一验而自矜。"如治三北黄某不寐案云："苦不寐，百药不能治，召余处方，以百合一两（30 克），紫苏叶三钱（9 克），二味煎服，三帖而安。问曰：此治不寐而效，本何书？余曰：我尝种百合花，见其朝开暮合，又种紫苏，见其叶朝仰暮垂，取其意而用之"，实取法于陈修园医书。又治绍兴某秋温大热一案："百药不能退，幸不化燥，延余到绍……查前医皆用白虎、苇茎汤等之类，无懈可击，亦无别法可想。适彼处多栽荷花，叶上露珠可爱，嘱备毛巾四块煎透，绞极燥，撩竹竿上稻田中收露水煎药，二日而烧退。"先生此方系从气候悟出，亦为医方所无。

先生诊病识证，处处留心，每从周围环境中寻求病因与病源。如有一合家患疹者，诸医用硫磺等治之更甚，见其家水缸盖上，多晒制信石，先生曰："合家吃此水乎？"答曰"不差。"据此认为系信石毒，从皮肤外达，惟防风可解，遂以独味防风（9 克）煎服，果得愈。

此外，先生众多的医疗轶事，颇合医理，饶有风趣。诸如以向日葵子以阳攻阴，治寒热缠绵年余之症；水果忌香，闻香果落，用红灵丹以治食桃李所致肿胀等等，均使闻者悦服，学者兴叹。

病有内外　整体则一

《鄞县志》载："先生初擅疡伤，继精内科。"先生幼承庭训，尽得家传，且识用精微，过于其父，医术尤为全面，对疡科治疗亦有独到之处。尝言："病有内外，整体则一"，强调整体治疗。因此，每以汤服为主，结合外治。虽限于内科诊务之繁忙，间有若干外疡病人，经先生处治，莫不神效，且来者多为恶疮重证。先生认为："凡大痈毒疽，其源俱发于五脏，气血多虚，不可施以刀针。盖痈则伤气，血虚多气伤，元气更难恢复，欲其速愈者难矣。"故治疗用药，内服、外敷具系王道之品，或以药汁煮沸，热洗患处，一日数次，使毒邪外泄。如对发背的辨治，阴证发背，低平陷下色带黯黑，为毒盛正气衰败之象，则以大剂人参、黄芪，伍以熟地、当归、肉桂等内补托毒，外用紫雪丹涂敷，内外并用，温凉兼施。阳证发背，则高突红肿，以忍冬花、茜草、地丁、黄菊、天花粉、川柏等清热凉血败毒，外敷自制牛黄至宝丹（有子蜂房、犀牛黄、明雄黄、冰片、乳香、没药、蜗牛炭，共研细末）以提毒去腐定痛。曾有镇海杨姓患发背，溃烂面如大碗口，蛆虫累累，痒不可言。先生用五倍子煅炭，研细，捣黄糖如泥当膏药外敷，日一、二次换，虫即死于黄糖中，局部亦收敛告愈。又如一小泥工，上屋不慎跌下，前臂骨折。因无钱医疗，迁延年余，致生余骨（死骨）溃烂不敛，且臭秽难闻，先生取"提多骨散"（大生地 18 克，象牙屑 30 克，真琥珀 15 克，人指甲 30 克，旧硫璃片 30 克，柿饼 12 克，怀牛膝 60 克，蝉蜕 30 克，羚羊角 30 克）研末外敷，用后余骨自脱，折骨续断，疮口愈合，悉如常人。

对于痔漏下血的治疗，先生认为其证虽有内外，皆因湿热所致，去湿热之毒，不能不借道于脾胃。故治疗时切忌先损脾胃，否则肛疾不仅不愈，反受其害。故其自制痔漏验方（用生地黄、穿山甲、茯苓、白芍、苡仁、山药等），有去湿之效而无伤害脾胃之弊，对肛肠病患多有效益。

此外，如用猪大肠纳猪牙皂角内服以治肠痈；象贝粉外敷以治人面疮；及生地黄 30 克、防风或荆芥 6 克、细辛 0.9 克，治虚火牙痛；直接艾灸瘰疬穴位治疗瘰疬等等，皆有创见，可师可法。

临床经验选介

外感热病的治疗经验

先生擅用仲景诸方，挽救垂危，对后世各家学说，也勤求博采，撷取精华。他诊治外感热病，远绍仲景，近法诸贤，法活效著，使人耳目一新。

明辨伤寒温病　治法相应变通

先生治热病，首先明辨抑或伤寒，抑或温病。对伤寒则遵仲景六经论治。如治伤寒太阳病习用桂枝汤、麻黄汤、桂枝汤加厚朴杏子汤、小青龙汤、瓜蒌桂枝汤和越婢加半夏汤等；太阳阳明合病用葛根汤；热入血室及蓄血证用桃核承气汤；阳明病用白虎汤、三承气汤，谓“阳明实热之证，药不嫌凉”；余热未净用竹叶石膏汤，兼气虚者用人参白虎汤；少阳病寒热干呕用小柴胡汤，实证用大柴胡汤；太阴病脾胃虚寒用小建中汤；少阴病用四逆汤、真武汤，若灼液化燥者用炙甘草汤；厥阴病用乌梅丸等。而对于见症复杂、仲景方未备者，也参用时方，如阳明病用承气汤后阴液亏损者，即用增液汤养阴滋液；太阴病投建中汤后，随用六君子加附子补脾。对温病则根据季节时令、运气和症状的不同，分风温、春温、暑温、湿温、伏暑、秋燥、冬温及温疫等，其用药多采撷金元四大家和明清各家诸方。如风温病除热邪逼肺用麻杏石甘汤外，对痰涌热盛者，以吴氏宣白承气汤治之；肺热齁船者用千金苇茎汤或清燥救肺汤；春温见有神昏者用紫雪丹：温邪化热入里用王清任解毒活血汤从血分透达，兼扶元养阴；伤阴重者三甲复脉汤或生脉散；有动风之变则用大小定风珠；湿温惯用河间清震汤；对夏秋间寒热，肢酸，舌苔腻之伏湿类疟证，用藿朴四逆散（四逆散加藿香、厚朴）；秋燥用喻嘉言清燥救肺汤；对冬不藏精而病温者，拟黄芪、人参、白术、当归、柴胡、附子以补益为主。综上，可见先生对外感热病中伤寒与温病的诊治，既师古又达变，且与那些寒温不辨，药石乱投者，大相径庭。

表达里下　法药相宜

病邪在表，宜以汗解之，这是常法。先生对伤寒太阳病或温病初起，皆遵“其在皮者，汗而发之”，每得心应手。有用麻黄汤峻汗，有用桂枝汤啜热粥温复取汗，有用桂枝麻黄各半汤小发其汗，风温初起，头痛发热，咳嗽气喘者，治用麻杏石甘汤。同时指出，当今之医，常囿于汗多伤津耗气之说，畏惧汗法，即使用之，亦是胆小谨慎，或用量过轻，犹如杯水车薪，无济于事；或遇表邪发热，用苦寒清热泻火之剂，忽视汗法，以致应汗不汗，坐失良机，甚则引邪入里，贻误病情。运用汗法，不只限于表卫之证，认为太阳阳明合病，或太阳病转入阳明气分，亦可清气与发汗同用，使邪热内清而外达。如治陈姓女孩案：伤寒，内热壅盛，不能外达，谵语耳聋，神识昏迷，脉细，肢冷，投桂枝白虎汤而热退神清。

但先生亦竭力反对滥用汗法，防止不当汗而汗，造成津液耗伤，病情加剧。如治吕孩案中说：“风温齁船，误用麻、桂诸药，肺燥已极，命将难全。”并指出“正气充盈方可发汗”，强调汗法的适度。因为阴血不足，已无汗资，故不宜浪投，否则祸必旋踵。

下法是先生治疗外感热病的一种常用方法，认为“温病早投攻下，不为大害”。其用药贴切，手法娴熟，每“一下”即能挽救危症。同时，根据病情轻重缓急，或急攻，或缓下，或补下并用等。若热结阳明，用清气通腑；阴亏便秘，用养阴通便；热灼营血，热结旁流，用凉血通泄；邪入心包，燥实便秘，用泻下开窍。如治陈某：温热日久内陷，身热神昏，呓语烦躁，涩脉见于关下，细按之沉数，唇焦，齿缝出血，舌黑而焦，有横裂纹，起芒刺，鼻血量多，热结旁流，下利清水，又有宿粪，治宜急下存津，大承气汤合增液汤。四诊后，热退，谵语除，病趋痊愈。

此外，先生认为孕妇、产后、经期及年老体弱、病后津伤、已吐下者，病虽当下，亦需慎用，谓“得下即止，另用别方，防其虚损难复也”，强调下法应有分寸，以得畅便、泄邪热为度，务使邪去正安为要。

温病救阴　湿温重湿

《内经》曰：“阴精所奉，其人寿”，阴液是人体赖以生存之重要物质基础。吴鞠通谓：“温为阳邪……最善发泄，阳盛必伤阴”，而津液之存亡，直接决定病情的转归和预后。所以，养阴护津法不仅能扶正祛邪，而且是调整机体阴阳平衡的重要方法。先生在治疗外感热病的过程中，对保护津液极为重视，认为“津液者，生命之根本也”。凡外感风寒初起，表实无汗，当用麻黄汤辛温发汗，只求䕋䕋汗出，避免大汗；外感风热初起，用辛凉透邪，万不可辛温发泄，以免过汗伤津，热邪化燥生火，致后患无穷。中焦气分热盛，忌苦寒直折，滋阴凉遏，而每用白虎汤清气保津；邪盛伤阴用白虎加人参汤清热救津。对于热邪结于中焦，出现阳明腑实，甚则下焦真阴欲竭，邪入营血，热伤血络，神昏谵语者，更需急下存津，“舍此别无他法”。如治沈妇：风温，咳嗽痰血，热结旁流，身热入夜尤甚，耳聋谵语，舌干绛，其中血迹斑斑，脉细而数，症势危殆。不得已下之，泄其热，存其津，用鲜生地30克，大生地30克，元明粉9克，生大黄9克，元参24克，麦冬24克。三诊神清，血止，再稍稍下之，泻其余热。

对温病后期，由于邪热久羁，劫灼真阴，克伐肾水，乙癸乏源，津液亏耗，而导致的五心烦热，低热不退，耳聋神疲，齿黑唇焦，舌绛而干，脉细而数等症，常用生地黄、元参、麦冬、枸杞子、阿胶、龟甲等咸寒甘润并用，以育阴救逆；若见内风暗动，手足瘈疭，阴液有欲竭之势，则用大定风珠；温病瘥后调理，亦须顾护津液，阴复则余邪自退。

湿温是夏秋间常见的时令病。湿为粘腻之邪、氤氲之气，与热相合，病热缠绵。先生常谓："长夏、初秋之际，乃湿土司令，每多阴雨连绵，秽浊蒸熏，人感之者而为病。"又谓："多为内不能化水气之湿，外复感时令之湿"，湿郁上焦，清阳被蒙，湿热内蕴，致病湿温。治疗以化湿为主，俾湿去而热孤。若初起头痛恶寒，身重疼痛，苔白，脉濡，胸闷不饥者，为湿邪外困，肺失清肃，不能通调水道，治当轻开上焦，芳香宣透，或藿香、川朴、省头草宣表卫以开肺；或四苓、蔻仁利太阴之气机，所谓"通阳不在温而在利小便"，湿去则阳自伸。若伏湿类疟，寒热往来，湿邪滞着不化，则用藿朴四逆散疏滞化湿。若中阳不振，湿热内陷，以藿朴五苓散分消湿浊，化上中之秽浊而开郁，俾邪还出下焦而解。如治周如伦案，湿热内陷，湿蕴于上，热盛于内，脉无伦次，神识不清，小腹胀满，势极危殆。用藿朴五苓散，四诊后神清湿化，大有转机。

对于湿重于热，舌苔白腻，头重如裹，胸闷纳呆者，每喜用河间清震汤。谓"茅术健脾燥湿，升麻升阳辟邪，荷叶清香解郁消暑。"如治孙彦魁案：胸闷头重，舌淡红，苔白腻，面上一团湿邪滞气，脉象濡弱，此湿陷也。用升麻 9 克，鲜荷叶一大张，生茅术 30 克。药后症状大瘥。

无论湿热轻重，蒸蕴日久，每致化燥化火，耗伤津液，外窜内陷，变证叠出，或为腑实，或传营分。认为此时不能拘泥于湿温忌清凉滋阴之说，以清营泄热、滋液息风为大法，终以养阴益气而收功。又在湿温病治疗中，中阳素虚或治之不当，可致邪内陷而阳微，正如叶天士所说："湿热一去，阳亦衰微也"，当用附子理中汤、参附回阳汤之类。如治邵某，湿邪久困太阴，陷入少阴，神不守舍，用参附回阳、龙牡潜阳，转危为安。

洞察寒热真假　救脱杜渐防微

先生治热病，还注意明辨寒热真假，告诫后学，辨病察证，要遵循《内经》、《难经》经旨，"谨守病机，各司其属"，透过现象识本质，不要被假象迷惑。若辨证不清，治无法度，则失之毫厘，差之千里。在疾病过程中，特别是在病情危重阶段，往往出现真热假寒、真寒假热之证。前者由于内热过盛，阳气闭郁于内而不能布达于四末，即"阳盛格阴"，证见身寒不欲衣被，手足冰冷，但胸腹灼热，烦渴喜冷饮，口臭，尿赤，舌红绛，脉虽沉但重按弦滑有力。如治陈案：伤寒，内热蕴盛，不能外达，谵语耳聋，神识昏迷，脉细肢冷，舌红唇干，用白虎汤辛寒清里热，加桂枝辛温达外寒，一剂表解里和，二剂大效。后者由于温病后期，阴损及阳，或禀体素虚，出现外热症象，即"阴盛格阳"，见身热面赤，口渴脉大，身热反欲衣被，口渴多喜热饮，脉大无力，舌淡不红。如治一证：大热大渴，奄奄一息，脉沉而闭，惟舌不红，查前方皆是牛黄、安宫、白虎之类，先生则断为真寒假热，用"附子蜀漆散三服而愈"。可见，先生洞察秋毫，明辨寒热真假，方药如矢中的，使人叹服。

温热病虽以热盛伤阴者居多，但亦有因正气素虚，邪气太盛，或汗下太过，阴液骤损，阴病及阳，甚至亡阳、气脱者。吴鞠通提出了"内闭外脱"之病机，并列为死证之一。先生认为本证"二气不相接续，衰脱之证最速"，故治疗应及时采取回阳救逆、益气固脱。若中暑、暑温、伏暑之气营期，阳明病热盛正虚，邪热蒸迫，津气两伤者，每用人参白虎汤治之。如治林翁案：太阳传入阳明，壮热口渴，脉不归部，用人参白虎汤后，热即化出，脉转洪数，症遂好转。若面色㿠白，大汗口渴，短气肢厥，脉气将散者，可用生脉散益气固脱。如治陈某案，用生脉散合附子理中汤而获愈。

温热病中期，先有高热、神昏，继则大汗亡阳，肢厥唇青，脉微欲绝者，此真阴涸竭，阳气暴脱，应急用参附龙牡汤。如治邵友方：湿温月余，神识昏糊，耳聋肢冷，脉细欲绝，舌淡不干，完谷不化，其脾肾阳气虚损可见，不宜再三克伐。急以人参 9 克、淡附子 9 克、龙骨 9 克、牡蛎 30 克、归身 9 克，柴胡 9 克、黄芪 12 克、白芍 9 克、枳壳 3 克，药后汗止神清。若暑温日久，阳气耗伤，以致阴盛格阳，阳气暴亡者，急用附子蜀漆散回阳救逆。如治奉化某案：秋后伏暑晚发，脉沉而闭，舌淡不红，有真阳欲绝之变。用附子 9 克，炒蜀漆 9 克，茯苓 9 克，龙骨 9 克，生姜 3 克。连服 3 剂，霍然而愈。

内伤杂病的治疗经验

先生调治杂病有其独特经验。如对胸痹、吐血、眩晕、霍乱、乳蛾等的治疗，辨证概括简明，立法匠心别具，用药胆大心细。兹择要简介如下：

胸痹阳虚阴乘　治则温阳宣痹

痹者，闭也。痹塞不通，不通则痛，故胸痹常见胸背引痛，痞结短气等证。先生根据《金匮要略·胸痹心痛短气病脉证治》“夫脉当取太过不及，阳微阴弦，即胸痹而痛。所以然者，责其极虚也。今阳虚知在上焦，所以胸痹心痛者，以其阴弦故也”之论，认为胸中阳气不足，阴邪乘虚而干阳位，导致胸中闭塞，邪正相搏，而发为痹痛。是故胸痹之病机，以本虚标实为多。《金匮要略》曰："胸痹不得卧，心痛彻背者，栝蒌薤白半夏汤主之"；"胸痹心中痞气，气结在胸，胸满，胁下逆抢心，枳实薤白桂枝汤主之；人参汤亦主之"；"胸痹，胸中气塞，短气，茯苓杏仁甘草汤主之，橘枳姜汤亦主之"等，对胸痹的证治，作了详实的记述。瓜蒌薤白半夏汤温阳下气，豁痰降逆，可用于痰涎壅塞胸中，胸阳不得展布，痛引胸背之证；枳实薤白桂枝汤则可用于痰浊壅塞，气滞不通，胸痹疼痛，胃脘痞满之证；橘枳姜汤则又为气逆痞满之轻证胸痹而设。先生认为，仲景所立以上三方均用于胸痹之实证。此病虽有偏气、偏瘀、偏饮之不同，胸痛胁满，心下痞闷之各异，但病发常相兼而作。正如先贤周禹载所谓："寒浊之邪，滞于上焦，则阻上下往来之气，塞其前后阴阳之位，遂令为喘息、为咳唾、为痛、为短气也。"故先生临床常融合《金匮》瓜蒌薤白半夏汤、枳实薤白桂枝汤、橘枳姜汤于一炉，而成通治胸痹脘痛实证之"瓜蒌薤白方"。其中瓜蒌开胸中痰积；薤白、桂枝通阳宣痹；半夏、橘皮豁痰下气；枳实、厚朴消痞除满；生姜和胃降逆。不论气塞气短，气结气痞，或在心下，或在胁旁，凡偏于阴寒上乘，胸阳不舒之胸痹脘痛，俱可用之，俾上焦之寒邪得宣，三焦之痹塞自通，临床疗效颇著。

此外，若遇胸痹其病已久，证见四肢不温，倦怠少气，语音低微，脉来细弱，舌苔淡白而胸痛彻背者，乃中阳不运，胸阳难振之虚证。先生则仿《金匮》人参汤法，以人参汤补气助阳而培其本、扶其元，使阳气振奋，则阴寒自消，胸痹自散。正如尤氏《金匮要略心典》指出的："宜急通其痞结之气，否则速复其不振之阳。盖去邪之实，即以安正，养阳之虚，即以逐阴。是在审其病之久暂，与气之虚实而决之。"且培本扶元，缓图根本，难见速功，所以先生以人参汤治胸痹，特别强调"守方工夫"，指出"药已对症，病有三日愈者，迟迟有十三日愈者，心急换法，反不愈矣！"此等经验，不仅是治胸痹，在杂病调治中也具有普遍的指导意义，值得重视。

吐血病因两端　治用理中、二地

吐血属祖国医学血证的范畴，为血液不循常道，溢出于外的病症，其血多由胃中而来。先生从临床实践出发，认为吐血病机有二：其一为火热之邪，损伤血络。正如《济生方》所说："夫血之妄行也，未有不因热之所发，盖血得热则淖溢，血气俱热，血随气上，乃吐衄也"；其二为脾虚气弱，统摄无权。气为血帅，血的运行动力在于气，若中土虚寒，脾虚气弱，脾不统血，血无所归，使血不循经脉运行，便上逆而致吐血。正如《景岳全书·血症》所说："盖脾统血，脾气虚则不能收摄，脾化血，脾气虚则不能运化，是皆血无所主，因而脱陷妄行。"

吐血的辨证，《景岳全书·杂证谟血证》说："凡治血症，须知其要。而血动之由惟火惟气耳，故察火者，但察其有火无火；察气者，但察其气虚气实，知此四者，而得其所以，则治血之法，无余义矣。"同时又指出："动者多由于火，火盛则逼血妄行，损者多由于气，气伤则血无以存。"故先生对吐血的辨治或为气火亢盛，血热妄行，或为脾弱气虚，血失统摄。火热伤络者，多为病势急，病程短，血涌量多，血色鲜紫深红，质多浓厚而稠，脘腹胀闷，甚则作痛，面赤，烦热，口渴，舌红苔黄，脉弦滑数大有力。倘属阴虚火旺，灼伤血络，则病势稍缓，血量不很多，断续时作，颧红，虚烦，口咽干燥，午后或有潮热，舌质红绛少苔，脉细滑数。治宜凉血滋阴，祛瘀止血，用自拟验方生熟地方（大生地、大熟地、丹皮、参三七、荆芥炭）。方中生地黄凉血清热、滋阴生津，熟地滋肾养血，一清一补共为主药，丹皮凉血止血，与生地黄配合既清营血之实热，又兼治阴虚之发热，尚具活血化瘀之效，参三七化瘀止血，配合荆芥炭增强诸药入血分止血之作用，全方具有清热滋阴、凉血止血的功效，清营血之邪热，滋热伤之阴液，且凉血散瘀，使血热清而不妄行，血流畅而不留瘀，是一张扶正祛邪、标本兼顾的处方，对气火亢盛血热妄行或阴虚火旺、灼伤血络所致的吐血均其所宜。

而脾弱气虚之吐血，则多罹病久而不急，血量较少，但有时暴出而量多，血色暗淡，质多稀薄散漫，面色㿠白，精神疲软，心慌，气短，肢冷，舌淡白，脉细软，血暴出量多时可现芤脉。方用附子理中汤加减。此方主治中阳不足、脾胃虚寒之证。今脾弱气虚，中土虚寒，统摄无权，而致吐血，正如《千金要方》所说："亦有气虚挟寒，阴阳不相为守，荣气虚败，血亦错行，所谓阳虚者阴必走是耳。"《景岳全书》云："故常致脾胃受伤及营血失守等证。若察其无胀无火，脉虚神困而血有妄行者，此其病伤在脾，治当专理中气。"先生临床用附子理中汤治脾虚气弱之吐血证，往往选择童便或参三七等同用。《诸症辨疑录》云："诸虚吐衄、咯血，须入童子小便，其效甚速……盖溲溺降火滋阴，又能消瘀血，止吐衄诸血。"《医贯》亦有："服寒凉百不一生，饮溲溺百不一死。童便一味，可谓治血之要。"用童便既有祛瘀生新之功，又能制约辛温太过，同时对真寒假热之证亦有反佐之功。又，先生在血证处方中每以炮姜炭易干姜，则取其止而不走之意。

眩晕虚多实少 "头晕六味"通用

眩晕病因病机，前人论述不一，有主虚、主风、主火、主痰诸说，仁者见仁，智者见智。先生博采众议之长，结合自己实践体会，概括其病机，则为气血虚弱、脾弱肾虚和肝阳上亢。赞同张景岳"眩晕一症，虚者居其八九，而兼火、兼痰者不过十中一、二耳"及"无虚不作眩"的认识。尽管病发期间难有绝然界域，其病因虽往往互相影响、互为转化，但总以体质为本。如肝阳上亢作眩，常与肝肾不足互为因果；痰浊上蒙作晕，则与脾虚运迟不无关系。临床审证求因，着重辨其虚实；而立法用药，则当以补虚为本。

《灵枢·口问》曰：“上气不足，脑为之不满，耳为之苦鸣，头为之苦倾，目为之眩。”先生遵循经旨，临床治疗眩晕，多采用补法：或补气血之虚，或补肝肾之阴，或补脾肾之阳，手法多变，不一而足。即使对虚中挟实之患，应用泻实之药也绝不过量，并于邪去之后即改用调补之法以善其后。临床具体治法，如头晕动则加剧，遇劳则甚，面色苍白，唇甲无华，心悸失眠，神疲懒言，舌淡、脉细之气血虚弱者，方选归脾汤补气益血。若遇肝肾不足，头目眩晕，视物昏花，腰腿酸软，五心烦热，舌瘦苔少者，多选用杞菊地黄汤滋水涵木；兼有肝阳上亢，头目眩晕，甚则昏痛，伴烦躁恼怒，舌红，苔薄黄，脉来弦细者，则于六味地黄汤中加入白菊花、钩藤、天麻、石决明等平肝潜阳，标本兼顾。如见眩晕，伴倦怠无力，不思饮食，记忆力差，腰酸肢软，便溏尿数，四末不温，舌淡脉弱之脾胃阳虚，浊阴上泛之证，方用《金匮》近效术附汤加味，以温阳益气。

此外，先生根据本病以虚为多，又虚实互间的特点，针对临床眩晕患者，其证虽剧，但肝、脾、肾之虚，风、火、痰之实，皆不甚明显，而又是诸因相间为病，则选用《普济本事方》头痛头晕门“治风眩头晕”之川芎散，改散为汤，并易名为“头晕六味方”。方以党参为主药，取其补脾胃而益肺气，既适宜于脾胃虚弱及气血两虚之眩晕，也适用于虚实相杂之证以扶正祛邪。山茱萸、怀山药为辅，养肝补脾固精，藉以复气血不足之源。配川芎活血化瘀，祛风止痛，藉其善于走窜，能行血中之气，通上行脑海之径，输精、气、血以养脑元。又佐茯苓淡渗健脾，菊花平肝明目，既除内湿之留聚，防肝阳之妄亢，又能制川芎之温窜，以泻有余之实。六药相伍，配合默契，补中有泻，寓泻于补；成通补开合之剂，用治肝肾不足，气虚脾弱，或挟风、挟痰所致之眩晕，皆有桴鼓之效。

乳蛾非尽属火　“家方”一服可愈

乳蛾起病急骤，畏寒壮热，咽喉肿痛，甚则溃烂。一般治法，多用清热解毒，滋阴凉血。先生认为，本病不尽属火，而以寒包火者居多，创用大黄附子细辛汤治疗，并自诩为“家方”（生大黄9克，淡附子3克，细辛0.9克，玄明粉9克，姜半夏9克，生甘草3克）。“举凡乳蛾，其舌苔白，舌质微红，及有其他寒包火征象者，皆可用之”。并说“寒邪外束，非辛温不散，清凉之剂安可祛之？而阳明郁热，非硝、黄不泻，仅解毒之品，难以荡涤。若用家方，常一服而热解，二服而肿痛皆愈矣。”门生有问之者，则曰：“余之处方，皆有依据。如《灵枢·经脉篇》云：足少阴肾经，循喉咙，挟舌本。故《伤寒论》将咽痛列入少阴病中，我乃参会《伤寒论》各条，而立此方。”查《伤寒论·少阴病脉证并治》有：“少阴病，二三日，咽痛者，可与甘草汤，不差，与桔梗汤”；“少阴病，始得之，反发热，脉沉者，麻黄附子细辛汤主之”；“少阴病，咽中痛，半夏散及汤主之”；“少阴病，得之二三日，口燥咽干者，急下之，宜大承气汤”等论述，先生综合上述诸治，以附子、细辛辛热善走散其寒；大黄、芒硝苦寒咸软消其热。先生之“家方”，既广伤寒之法，又创温病之治，其圆机活法，非朝夕之功所能达也。

某年除夕，先生与诸友、门生正进年夜饭。忽然，抬来一人，高热咽痛，咽中乳蛾焮肿，且白腐而烂，口不能言，已三、四日未进饮食，病情严重，服药均不见效。先生诊脉之后，即处大剂麻黄附子细辛汤与之。次日泻下10余次，热减痹开，且能进食。足见其方之神效。

此外，若见喉痹而舌红且绛，苔黄而燥，纯属实热者，先生则纯用清热解毒之剂。对病情严重之患，不论寒包火或纯热证，每配以外治之法。如早期乳蛾，红肿化脓时，吹以锡类散、玉钥匙（玄明粉 15 克，硼砂 15 克，朱砂 1.8 克，冰片 1.5 克，僵蚕 1.5 克）。若乳蛾日久溃脓而不易收敛，则吹以月白散（月石 9 克，青黛 3 克，煅石膏 15 克，冰片 0.9 克，珍珠粉 0.9 克），可使早收早敛。

外科疡症的治疗经验

先生继承父业，始习疡科。治疗中注重辨证施治，强调内外合一。临床用药外内结合，消托得宜，疗效卓著。

一般疮疡大致可分为初起、成脓、已溃、收口四个阶段。通观先生外科治案，大抵肿疡初起，治以消散为法；脓已成，则以透脓为主；脓已溃，以托里治之；收敛生肌阶段，则慎为调理，即可痊愈。

先生对于肿疡初起或尚未成脓者，必用消散法治之。如曰："及时消散，免受溃疡或动刀之苦。"具体用药，极其灵活，有表邪者，解表以消散之；里实者，通里以消散之；热毒蕴结者，清热散结；寒邪凝结者，温通散结；气滞者，行气化滞；血瘀者，活血化瘀。使未成脓者及时内消，即使不能内消，亦可缩小肿疡，转重为轻。

外感风热所致之针眼、耳脓、鼻渊，及疮疡初起焮红肿痛，并有恶寒发热，脉浮数等，常用银翘散加野菊、蒲公英清热解表，使邪热从表而解。痈疽发背、对口疔疮、乳痈肿毒，证见局部红肿热痛，发热烦渴等，则用仙方活命饮、内消散（知母、贝母、天花粉、制乳香、制半夏、穿山甲、皂刺、银花）清热解毒，使内蕴之热毒得以消解；若疔疮热甚时，则用疔疮消散方（紫花地丁、重楼、天葵子、半枝莲、金银花、天花粉、野菊、苍耳草）；疔疮走黄，证见神昏谵语者，必增入清心开窍之品，如羚羊角、犀角、紫雪丹等；里实热结则加生大黄。痈疽、流注日久，均可配合使用西黄醒消丸治之。至于阳气失和、阴寒凝结之证，如附骨疽，患处漫肿，酸痛，不红不热，形体畏寒，苔白等，则常用阳和汤、五十味大活络丹温通散结，使侵袭于脉络筋骨之风寒湿痰得以消散。对瘰疬、流痰，结核坚硬，色白不痛者，常用消瘰丸（元参、贝母、牡蛎）或二陈汤加夏枯草、海藻、青皮、昆布等及大活络丹治之，以化痰软坚，使留滞于肌肉、经隧间之痰浊得以散除。若证见肿块坚硬，不红不热，随七情变化而消长，多由气滞血之瘀为患，如乳癖、癥瘕等，气滞用逍遥散加青皮、香附；血瘀用血府逐瘀汤，使气机流畅，经络疏通，气血调和，从而达到消肿散结之目的。

此外，先生认为，疮疡之疾，应以内外兼治为佳，尤其是恶疡大疮、危险之证，外治药物更为重要。肿疡初起，属阳证者，可外敷清热解毒之剂，使之早日消散。如金黄如意散、芙蓉膏（芙蓉叶、赤小豆、菊叶、香附、白及、麝香）。背痈初起，施以背痈膏（川柏粉，白蜜收膏）。疔疮初起焮红作痛时，用疔疮外治膏（松香 600 克、白蜡 60 克、黄蜡 300 克、乳香 60 克、没药 90 克，铜绿 150 克、百草霜 150 克、麻油 180 克，煎滚入药收膏，贴于患处。顷刻止痛，次日消肿，活人甚多。忌食荤、腥、辛辣、沸汤、火热、生冷、发物，并忌恼怒及房事等）。此外，先生并用治疔良方治疗疔疮（于秋后，捉苍耳草梗内之虫，不拘多少，捣烂如泥，再用土贝母粉加入，再捣为丸，如绿豆大小，临用时以一丸，捏扁，放于患部顶端，外用膏药贴之，次日疔即拔出。如疔疮走黄者贴之，亦即拔出而渐愈）每收卓效。无名肿毒，一切痰核及颈上寒痰结核，常用灵应必消散（川乌、草乌、白芷、花椒、山奈、麝香、贝母、大黄、蟾酥，研极细末，掺于膏药上贴之）。

先生认为，若人体气血素亏，或热毒深重，滞而不散，久则热胜肉腐，腐而成脓。若痈疽结毒，邪尚盛，内脓已成，而不易外溃者，常用透脓散托里透脓；肿疡毒势仍盛，而正气已虚，不能托毒外出，以致疮形平塌，盘根散漫，难溃难消，或溃后脓汁稀薄而少，坚肿不消，并出现神疲乏力，脉弱者，则用托里内消散或托里消毒散治之。如溃疡后期，毒势大去，精神衰疲，元气虚弱，脓水清稀，疮口难敛者，常用八珍汤、十全大补汤补气益血。

对于溃疡，亦常敷以药膏，促使脓去而口敛。如背痈、对口溃脓，疮口溃烂巨大则用牛黄至宝丹（有子蜂房、旱螺〔蜗牛〕炭、冰片、牛黄、明雄黄、乳香各等分，研极细末，外敷）提毒去腐、定痛消肿。如痈疽溃烂日久，欲使去腐生新，及施割术之后，宜用华佗神膏外敷之（乳香6克、没药6克、血竭6克、儿茶6克、参三七6克、冰片3克、麝香0.6克，热甚加黄连3克，腐甚加轻粉3克，欲速收口加珍珠粉30克）。梅疮阴蚀，流血不止，肛旁硬肿，溃脓出水者，宜用紫炉散外搽（炉甘石、紫甘蔗皮、儿茶、赤石脂、绿豆粉、冰片）。若溃疡久不收口，需外搽收口药，以去腐生新（煅龙骨、真象皮、熟石膏、儿茶、轻粉、乳香、没药、琥珀、白螺壳）。另外，痈疽日久，溃疡难收难敛，疮形平塌，色泽黯黑者，先生必用猪皮汤浓煎，乘热外洗（猪肉皮30克、蜂房9克、紫河车9克、白芷9克、清甘草9克、川芎9克、羌活9克、苍术9克）。每日洗一次，每次约10～15分钟，洗至半月，多见肉芽红润，疮面渐渐收敛。

另外，先生又擅用艾灸法治疗瘰疬，效果亦佳，具体方法如下：①先将艾绒捻成半粒青果大共七粒。②取穴：嘱患者张开虎口，使食指与拇指成直角，置食指端于外踝之上，拇指循腓骨向上，拇指头着肉处，便是穴位（相当于光明穴附近）。左病取右，右病取左。③灸法：定穴后，即将艾柱放于穴位上点燃，连灸七壮。约一月后，所灸之创口常自溃烂，用凡士林纱布外敷即可。当溃烂时，瘰疬也逐渐缩小好转。

妇女病的治疗经验

先生对于妇科病的治疗，亦积有丰富经验。现根据门人回忆及参考临证医案，归纳如下几点：

补脾肾　固先天后天

气与血，是妇人经孕产乳之物质基础。脾胃为后天之本，气血生化之源；肾为先天之本，主闭藏固摄。先生在治疗妇科病时，十分重视调补脾肾，以固先后两天。认为经水为血所化，赖气而行，气血之源是谓脾胃，摄纳之本在于肾气，本固血充，则经水自调。治疗血崩，常用温补脾肾之附子理中汤加阿胶、黄芪。如治陈某案：苦血崩，量多色淡，面色无华，舌淡脉细，尺脉尤弱，即用是方，三诊而血崩止。先生认为，暴崩下血，舌淡脉沉，经色淡薄，必因其脾肾虚寒，阳气不举，血失统摄，冲任不固所致。证属虚寒，非用重剂益气补虚不可。此方虽止血之品寥寥无几，止血之效却极为神奇。尝谓："余治血崩，投以理中，意在于温中焦之阳，举下陷之气，而统妄行之血也。"此外，对脾虚清阳下陷，冲任失固之崩漏，先生则每用归脾汤补气摄血，补虚举陷，以固其本。

先生认为，产后每多耗血伤气，脾胃虚弱，营养不充，筋脉失于濡养，均可导致周身酸痛，治当补养气血，调和阴阳。如治钱某案：产后头昏乏力，脚骨与臂膀作痛，处方：生黄芪60克、川芎6克、归身9克、桂枝9克、生白芍24克、炙甘草9克、生姜9克、大枣12枚、饴糖两匙。三诊后诸恙皆愈。先生认为气血阴阳俱不足者，补阴则碍阳，补阳则损阴，唯有用甘温之剂如黄芪建中加归芎之类治之，使脾胃健复，气血自生，营卫和调，则诸恙自愈。

调气血　益冲任二脉

女子以血为本，气为血帅，二者相辅相成。先生每谓："气顺则血行，气调则血和，气血和调，则冲任充盛。"治疗妇科病，常用活血化瘀、疏肝理气、调和气血、益气养血、补益肝肾诸法。如用桂枝汤治疗妊娠恶阻，朱丹溪曰："凡孕二、三月间，呕逆不食，或心中烦闷，此乃气血积聚以养胎元，精血内郁，秽腐之气上攻于胃。"妊娠恶阻，多为胃失和降，冲脉之气上逆所致。《金匮要略》说："妇人得平脉，阴脉小弱，其人渴，不能食，无寒热，名妊娠，桂枝汤主之。"用桂枝汤治之，即为调和气血而立。先生还用此方合佛手散试胎，认为："凡妇人经水二月不至，无法断为妊娠者，以桂枝汤加当归、川芎试之。三贴之后，有孕者，则小腹常觉跃动，无孕者则断无此象，用之屡验。"

此外，如用桂枝汤加当归、川芎治疗虚寒性痛经，少腹逐瘀汤治疗气滞血瘀、寒湿凝结之痛经，每于临经之时，或先一、二天服用，至经水净为止，如此续服三、五次，不仅能使多年痛经痊愈，且有种子之功。

先生用活血化瘀法治疗妇科病，更是得心应手。常用《金匮要略》桂枝茯苓丸治疗腹中瘕块；用血府逐瘀汤治疗产后惊恐等等，认为惊则气滞，气滞则血瘀，若产后恶露积而不行，常致变证蜂起。治用血府逐瘀汤，活血而不耗血，祛瘀而又能生新，瘀去而气畅无阻，诸症自愈。

辨虚实　明用药补泻

先生常告诫门人，产科辨证审因，更须辨明虚实真假，免犯"虚虚""实实"之戒，如一妇人产后患肿胀，诸医或作水肿治，或作气胀治，或作血鼓治，皆不效，反而气紧加甚。先生诊之：舌淡红，脉近芤，初按之急甚，重按之极虚。断为肺脾气虚，肺气虚则不能通调水道，下输膀胱；脾气虚。则不能运化精微，输布津液。方用黄芪糯米粥（《冷庐医话》）。生黄芪 30 克煎汁，糯米半杯，煮成粥，淡食之。五日后，病竟霍然若失。又如治周某，产后腹痛，前医以为气滞血瘀，久治无效。先生诊得脉弱、舌淡，断为虚寒腹痛。用当归生姜羊肉汤治之。病家以为久治无效之疑难病症，不信仅用一味当归治之可愈。先生则曰："此仲景法也，治虚寒腹痛甚效，服之当愈。"果药到病除，腹痛消失。

分先后　定治疗缓急

先生每谓：治病应有先后缓急之分，标病甚急，生命岌岌可危，何可顾其旧疾与胎孕。有病则病受之。所谓"有故无殒，亦无殒也。"如治疗一孕妇霍乱，生命垂危，处以解毒活血汤加蚕砂、鲜芦根，其中桃仁 24 克，红花 15 克，服药一剂。复诊时霍乱已愈，乃用当归建中汤养血安胎而善后。

对于产后感受温热者，先生并不拘于"产后宜温"之说，而用大剂寒凉，以清泄热邪。如新产妇人吴某，复感温邪，恶露被阻，头痛身热，口渴欲饮，腹胀作痛，处方以白虎汤加鲜生地、玄参、桃仁、失笑散治之，凉血清热，去瘀逐邪。

至于妇人患温热病，而月事适来者，先生认为必致热入血室。即热邪与血相结，留恋难退，病情缠绵。故治疗需慎重仔细，二者兼顾，于清热泻火之中，佐凉血活血之品，常用桃核承气汤，使瘀随热去，热随血泄。

活血化瘀法的临床应用

先生于活血化瘀法颇有研究，临床应用极为广泛，不仅用以治疗妇、外、伤科各种疾病，还常用于急性热病及内伤杂病。尝谓："气畅血活，何患不除"，赞同先贤"久病必瘀"、"怪病多瘀"等说，对王清任《医林改错》所载诸逐瘀方，尤为推崇。兹将其临床特色和经验，概述如下：

把握要领 确立“瘀血”诊断

先生认为，七情六淫以及跌仆外伤等原因，皆可影响血液之正常运行，致使其滞留于脉道之内，或溢流于经脉之外，形成瘀血。然有积滞瘀血于内，必有各种形式的症状反映于机体之外，诸如疼痛如针刺刀割，痛处固定不移，痛而拒按，或局部肿块，或见瘀斑瘀点，或面色晦黯，唇甲青紫，皮肤甲错，或肢体偏枯不荣，脉弦迟或涩滞，舌质紫黯等等。先生认为以上所述不必悉具，在辨证中，无论是对症状、舌象、脉象，每抓住其关键性的一、二点，即能确立诊断。如治闭经案：“脉弱而涩，室女经闭，正气不足，血脉瘀结”，仅以脉涩一点断为血瘀经闭：治痛经案：“腹中有块作痛，月事久闭，用破药先治其痛”，又是以腹中有块、痛二个典型症状作为应用活血化瘀法之确证。诸如此类，悉能抓住要点，切中窾要。临床应用不仅疗效卓著，而且扩大了其应用范围和机会，使活血化瘀法成为临床实践中主要治疗方法之一。

气虚血瘀 活血尚须益气

气血同源而互根。气为血帅，血随气行。阳气虚衰，鼓动无力，则血滞为瘀。故先生常谓“气虚血瘀，本虚而标实”。正如王清任所述“元气既虚，必不能达于血管。血管无气，必停留而瘀”。此种证候的特点，往往表现为手足弛缓痿软，肢体麻木，或痛，或半身不遂，口眼㖞斜，舌强言謇等。提示临证必须“审气血之荣枯，辨经络之通滞”，以明确瘀血的程度和气血的病理关系。治疗每于化瘀之中不忘补气，补气之中不忘祛瘀。具体用法，则又当根据气虚血瘀的轻重缓急而权衡之。如治疗中风偏瘫，常以补气药为主，活血药为辅，寓通于补，旨在气充血活，肢体灵活。主药黄芪常用60～120克。如案云："中风一症，有属火、属风、属痰诸说，依法治之常不效。此乃气虚之极，脉络瘀滞为多，独王清任补阳还五汤可信，黄芪可增至四两（120克），连服数十剂无妨。"

血热互结　则须凉血泄热

先生认为某些温热病，如麻疹、霍乱、天行疫毒等急性传染病，常因热入营血，血热互结，而致血液瘀滞。热郁于血，邪热不退，可现多种病症。如瘀热锢结不解，可见壮热烦躁；膀胱蓄血或热入血室，则见神昏发狂；郁于肌肤，可全身出现紫癜、红疹；热盛动血，血热妄行，则有吐血、衄血、便血等症。

对温热病热入营血、血热互结的治疗，先生每宗叶天士"入血直须凉血散血"之意，凉血活血与清热解毒并用。如霍乱初起呕吐暴泻，以及温病伏邪内发，或暑温热盛神昏，每用王清任解毒活血汤治之颇效。谓"此方尤如铁耜一把，将火拨开，热势不聚于一处，后可缓缓而熄。"王氏立解毒活血汤本系治疗"瘟毒吐泻转筋"，谓能"活其血，解其毒，未有不一药而愈者"。方中连翘、甘草清热解毒；葛根、柴胡鼓舞胃气、驱邪达表；生地黄凉血；赤芍、当归、桃仁、红花活血化瘀；佐少量枳壳理气，以助活血之功。方名解毒活血，名副其实。

瘀痰同病　祛痰兼顾化瘀

血液与津液皆为阴液，具有滋养、润泽机体的重要功能。血液凝滞则为瘀，津液煎熬而成痰。机体健康，则津血相互为用，而病患之躯，则瘀痰相互为疟。先生认为，痰液停滞，可影响血液的运行；血液瘀阻，亦可导致痰结难化。故提出"治痰不忘祛瘀"的治疗原则，在临床中确能取得良好的效果。如用五十味大活络丹治疗气血瘀滞、风寒痰凝之流痰；痰饮病后期，咳逆气喘，面色黯滞，舌质淡紫，唇甲发绀，脉涩无力者，常用附子理中汤温中涤饮、健脾化痰，加桃仁、红花活血化瘀，以鼓舞气血生机，促使痰消饮散。此外，如用癫狂梦醒汤治疗癫狂、神志失常等病，均属瘀痰同治之例。

活血理气 通瘀温阳互用

气血同出一辙，相依为用。气滞血瘀之疾，临床最为常见，若寒入于经，或阴寒内盛，经脉踡缩而挛急，则血得寒而凝泣不畅，导致寒瘀痹阻为病。先生擅用活血化瘀，并常以温经散寒之药配合之。如用少腹逐瘀汤治寒凝痛经，并藉以种子安胎，认为血属阴类，非阳不运，若阳虚火衰则血少温煦而无活力，经脉凝泣，则经来疼痛，孕嗣难成，胎亦易堕。又如霍乱吐泻亡阳，血瘀转筋，习用急救回阳汤回阳救脱。取大剂量参、附温中回阳，配以桃仁、红花通瘀活血，可使阳气回复，鼓动有力，而血液畅行。血行畅活，则又可载阳气以温养脏腑，两者相辅相成、相得益彰。

祛瘀生新 引血归经

瘀血证治，每有“瘀血不去，新血不生”之说。所谓新血不生，非新血不得产生，而是指由于瘀血阻滞，新血不能循经而行，反致溢于脉外，造成出血不止，经脉失于濡养等各种症状。对此，先生主张祛瘀生新，化瘀止血，指出“瘀血未净，不可骤用止血药”。若贸然用之，必致病情变化复杂，衍成痼疾。倘不得已而必用之，如出血来势较猛，量多，若不予以止血，极易导致血脱者，急则治其标，但也需于止血剂中重用童便、参三七等祛瘀止血之品，方保无虑。对于血证，先生切忌过用凉药，指出“治吐血，切不可过用凉药，以致血得凉则凝泣，反致出血不止”，“以血得凉而络血有瘀”故也。特别强调，治血证“宜行血不宜止血”。治案中有“吐血日久不止，因吐血时用止血药太凉，以致血府瘀滞。血府逐瘀汤治之。”这也是先生广泛应用活血化瘀法的重要理论根据之一。

医案选编

伤　　寒

太阳病

王右　伤寒初起，汗出头痛，背恶寒是其验也。

桂枝4.5克　生白芍4.5克　生姜4.5克　炙甘草4.5克　红枣6枚

按：《伤寒论》曰（以下简称论曰）：“太阳病，头痛、发热、汗出、恶风，桂枝汤主之。”此太阳中风之证也。尚有发热、脉浮等证，必系略语。脉案言简意赅，此先生之风格。方用桂枝汤调和营卫，解肌发表，辨证准确，效必迅速。

楼四牛　项强，头痛，背恶寒，太阳伤寒之的证。

桂枝4.5克　生白芍4.5克　炙甘草4.5克　生姜4.5克　红枣6枚　天花粉9克　姜半夏9克

柳奎士　伤于寒，胃不和而致头痛，身微热，邪在太阳。

桂枝4.5克　生白芍4.5克　炙甘草4.5克　生姜3克　红枣6枚　天花粉9克　姜半夏9克

按：上二案所用皆为瓜蒌桂枝汤加半夏，为解表润燥、和中化痰之良方。桂枝汤为太阳主方，主治项强头痛，有汗憎风。天花粉（即瓜蒌根），《本经》谓治消渴，身热，烦满；《名医别录》言主肠胃中痼热。半夏《本经》谓主治伤寒寒热，心下坚，胸胀；《名医别录》言主消心腹胸膈痰热满结，咳嗽上气，心下急痛，坚痞，时气呕逆。二案脉舌未详，但从处方看，其证必阴寒尚未化燥，而兼胸腹不舒，痰涎不豁。

一船老大 乘饥恣食，解衣捕虱，次日发热而无汗，胸膈不舒。柏令作伤食而下之，不利。鸿昌作解衣中风寒而汗之，又不应。后鸿昌又杂治数日，渐觉昏困，上喘息高。山舟轿班，代为求治。太阳病，下之微喘者，表未解故也，桂枝加厚朴杏子汤主之。此仲景法也。服药1剂而喘止，再剂热缓、微寒，至傍晚身凉而脉亦和矣。其神如此，伤寒论可不熟读乎哉?

按：太阳病屡经汗、下，表未解而增昏困喘息，先生以仲景法，用桂枝加厚朴杏子汤，效如桴鼓。仲师论太阳病误汗、误下致喘者，有《伤寒论》第43条："太阳病，下之微喘者，表未解故也，桂枝加厚朴杏子汤主之。"第63条："发汗后，不可更行桂枝汤。汗出而喘，无大热者，可与麻黄杏仁甘草石膏汤。"第167条："下后，不可更行桂枝汤，若汗出而喘，无大热者，可与麻黄杏仁甘草石膏汤"等。治用桂枝加厚朴杏子汤或麻杏甘石汤，关键在于认准邪在足太阳之表，抑或在手太阴之肺。成无已说："下后微喘，则为里气上逆，邪不能传里，犹在表也，与桂枝以解外，加厚朴、杏子以下气。"尤在泾说："发汗后，汗出而喘，无大热者，其邪不在肌表，而入肺中。缘邪气外闭之时，肺中已自蕴热。发汗之后，其邪不从汗而出之表者，必从内而并于肺耳。"先生之治，把握表邪未解而致肺气不肃的机理，拟用发汗解肌，利肺降气之治，颇中肯綮。

金阿炳 风寒袭于经络，尚在太阳，淅淅恶风，是其候也。

桂枝4.5克 生白芍4.5克 生姜7.5克 炙甘草3克 红枣6枚 炒莱菔子9克 陈皮3克

按：本案之治显为桂枝汤加莱菔子、陈皮，宗桂枝加厚朴杏子汤意，可见患者尚有咳嗽多痰之宿疾也。

王君 感冒风寒，袭入于肺，则肺失清肃，故咳嗽时作。又有微热，淅淅恶风，脉浮而缓，舌淡苔薄白。风寒之邪在表不解故也。

桂枝3克 炒枳壳4.5克 厚朴4.5克 生白芍4.5克

炙甘草 3 克　生姜 3 克　红枣 4 枚

按：《景岳全书·伤风》篇云："伤风之病本由外感，但邪甚而深者，遍传经络，即为伤寒；邪轻而浅者，只犯皮毛，即为伤风。"风性轻扬，故曰："伤于风者，上先受之。"多见寒热、恶风、流涕、咳嗽等证。方药为枝桂汤加枳朴，有祛风寒，理气机之功。

袁三姐　素本虚弱，易罹感冒，头痛畏风，自汗出，舌淡、苔白。

生黄芪 9 克　防风 1.8 克　炒冬术 6 克　姜半夏 9 克　紫苏 6 克　炒枳壳 2.4 克　陈皮 3 克

按：患者系卫阳本虚，肌表不固之体。复因感受风邪，汗出不解，腠理空虚，玄府洞开。故用玉屏风散益气固表，少佐紫苏调谐营卫；半夏、陈皮、枳壳理气机、化痰湿。组方配伍精当，用药丝丝入扣。若用一般感冒表药，则表气愈虚，病愈难解矣。

陈师母　发热恶风，身疼腰痛，病从风得。太阳经为寒邪所伤，则经气流行不畅，故骨节疼痛而脉浮紧，邪束于表则肤实无汗，内壅于肺，则喘大作矣。

麻黄 6 克　桂枝 6 克　杏仁 9 克　炙甘草 3 克

服药 1 剂，汗出热解。

按：论曰："太阳病，头痛发热，身疼腰痛，骨节疼痛，恶风无汗而喘者，麻黄汤主之。"风寒之邪束于肌表，卫阳闭遏，营阴郁滞，故用麻黄汤发汗宣肺，以解除在表之寒邪，开泄闭郁之肺气，俾表邪去而肺气宣，热退喘平。

邱隘某　发热头痛，心悸而烦，脉浮紧无力，尺部迟而弱，乡医皆以为麻黄证。余曰，仲景云：尺中迟者，营不足也，未可发汗，改为小建中汤，先调营分。至 5 日后，尺部方应，乃始投以麻黄汤二服。药后遂发狂，急召余，以为前是而后非也。余至伊处，病人已定，安然入睡，已得汗矣，信乎！

医者当察其表里虚实，待其时日，循其次第，一有不当，虽暂时取效，方损五脏，以促寿命，岂不大伤阴骘。

按：太阳伤寒，发热头痛，脉浮紧者，宜汗解之。但尺部脉迟而弱，此为素体阴血不足，故又不可骤以发汗。心悸亦心脾有亏之征。尤在泾说："伤寒里虚则悸，邪扰则烦"，故不可急于攻表，宜先与小建中汤温养中气，至营阴来复，尺脉有力，始可用麻黄汤发汗。药后发狂，乃外邪郁闭多时，阳气受遏不达，正邪争斗剧烈之象，佳兆也。果尔汗出邪退，患者安然入睡。

张君　寒邪外袭，入于太阳，故头痛，发热，恶风，邪束于表，故无汗。无汗则邪不得从汗而解，下趋大肠而转入阳明，阳明失阖，必自下利，此二阳合病也。

葛根 6 克　麻黄 3 克　桂枝 3 克　生白芍 4.5 克　炙甘草 3 克　生姜 4.5 克　红枣 6 枚

按：该案寒邪外束，既见发热头痛、无汗恶风之表，又兼下利之里，既有太阳病，又有阳明病，二阳俱受邪，相合而病，故谓之合病。因邪盛于外，影响于内，里证为表证引起，故治法仍侧重在表，用葛根汤发散表邪。《医宗金鉴》说："太阳与阳明合病者……表里之气，升降失常，故不下利，则上呕也。治法只须先解太阳之表，表解而阳明之里自和矣。"

周耕寅　寒热错杂，郁结不化，面颐浮肿。

麻黄 3 克　桂枝 3 克　生石膏 9 克　姜半夏 9 克　生姜 3 克　大枣 4 枚

按：此案寒热错杂，郁结不化，因有浮肿，故用越婢加半夏汤去甘草加桂枝治之。从方而论，除面颐浮肿外，必有发热、恶风、喉有痰涎等见证。其脉当见弦滑而数，舌苔必白滑而粘。

孙果亚　脉紧舌淡，恶寒头痛，伤寒之轻证者，尚在太阳。

桂枝 4.5 克　麻黄 3 克　白芍 6 克　甘草 3 克　杏仁 9 克　生姜 4.5 克　红枣 6 枚

服四剂而愈。

按：伤寒日久邪微，既不能达表自愈，又不传里生变。证见恶寒头痛，脉紧舌淡，寒邪依然留恋于太阳肌表。惟其病情不适于专用桂枝汤解肌，或专事麻黄汤发汗，故予桂枝麻黄各半汤，取其微汗而解。

楼源儒　伤寒，热重，脉沉数，舌淡白，肺气闭结，大小便失禁。

麻黄 0.9 克，细辛 0.9 克，桂枝 0.9 克，五味子 0.9 克，生姜 0.9 克，炙甘草 0.9 克，生白芍 1.2 克，姜半夏 9 克，开水泡服。

按：伤寒热重，为邪在表之象；而脉见沉数，是里有热之征；大小便失禁，舌淡白无苔，非实热闭证可知，当系肺气不得宣达之故。治上焦似羽，非轻不举，故处方用小青龙汤微辛以开肺痹，以生姜之解表散寒易干姜之守，一味加减，具有妙义。药不煎，泡汁服，尤为神妙。

顾姑娘　伤寒不解，热结膀胱，神昏谵语，其人如狂。

桃仁 15 克　生大黄 9 克　桂枝 6 克　炙甘草 3 克　元明粉 6 克

二诊：泻下数次，较昨日为瘥，神志清。

生大黄 9 克　桃仁 9 克　元明粉 3 克　炙甘草 3 克　桂枝 3 克　白芍 4.5 克　柴胡 9 克

姚师母　血瘀膀胱，其人如狂。

桃仁 12 克　生大黄 9 克　元明粉 9 克　归尾 9 克　桂枝 6 克　炙甘草 4.5 克　白芍 6 克

二诊：狂止，大瘥矣。

桂枝 4.5 克　炒炽壳 9 克　生白芍 9 克　桃仁 9 克　红花 6 克　炙甘草 3 克　归尾 9 克　制香附 3 克　生姜 4.5 克　红枣 6 枚

按：论曰："太阳病不解，热结膀胱，其人如狂，血自下，下者愈……外已解，但少腹急结者，乃可攻之，宜桃核承气汤。”太阳在表之邪不解，随经深入下焦，与血相结，瘀热上扰心神，致其人如狂。顾案为热结膀胱之蓄血证，故用桃核承气汤逐瘀泄热，一剂神志清朗，已收顿挫之效。姚案则为瘀热互结之蓄血证，用桃核承气汤加归尾、芍药活血化瘀，可见证势较前例为甚。二诊已大瘥，改从血分守治，急追穷寇。

邵右 伤寒后，外邪未解，积热留于胸胃，则心烦腹满，卧起不安，身热不去，热结不解，变故多矣。

厚朴 6 克 炒枳壳 6 克 黑山栀 9 克 淡豆豉 9 克

按：太阳不解，邪热内扰，以致气机不畅，证见心烦热闷，胸腹闭塞不舒。先生治用栀子厚朴汤合栀子豉汤，亦中窾要，盖仲师有论：“伤寒下后，心烦，腹满，卧起不安者，栀子厚朴汤主之”；“伤寒五六日，大下之后，身热不去，心中结痛者，未欲解也，栀子豉汤主之。”一为太阳不解，一为太阳误下，皆可导致外邪入里。故可异病同治。味苦涌泄。取栀子之苦，以泄烦热；厚朴、枳壳之苦，以泄腹满；合豆豉之苦，以泄胸中之热，且引邪出表也。

戴师母 伤寒寒邪内郁未解，医者不察，反以凉药投之，奇矣。

厚附子 9 克 桂枝 6 克 生白芍 6 克 炙甘草 6 克 生姜 6 克

二诊：手足厥冷见瘥，胸脘尚有隐痛。

厚附子 9 克 桂枝 9 克 炒冬术 9 克 归身 6 克 炙甘草 6 克 生姜 9 克 红枣 8 枚

按：寒为阴邪，最易伤人阳气。治寒误以寒剂，不但损人阳气，而且引邪深入，出现脘腹隐痛、四肢厥冷等症。以桂枝汤调和营卫以解外寒，加厚附子温经扶阳，暖中逐寒。复诊见瘥，乃以前方增损，健脾温补而收功。

阳 明 病

陈君 伤寒，热盛多汗，便秘谵语，舌黑中有裂纹，脉沉数，证殊不轻。

生大黄9克 川朴9克 枳实9克 生地黄24克 麦冬9克

二诊：病势大减，大便得下，谵语止。

生地黄24克 麦冬9克 元参9克

按：论曰："阳明病，其人多汗，以津液外出，胃中燥，大便必硬，硬则谵语，小承气汤主之。"是案热盛多汗，津液耗伤益甚，故用小承气汤泻下通便，更加生地黄、麦冬滋阴养液，得便下热减，谵语亦止。仲师又云："若一服谵语止者，更莫复服。"故复诊时以贼去城空，虑其正气损伤，而用增液汤善后。

某妇人 有孕病伤寒，大便不利，日晡大热，两手撮空，直视而喘，已更数医，邀余治之。余曰，此证九死一生者也。仲景虽有详论，而无治法，况前医已经吐下，用药更难矣。病家哀求。余曰，勉强施救之，若大便得通，脉能翻弦，或有可救。乃与小承气汤1剂，果大便利，诸恙渐瘥，脉亦渐弦。治之，半月而愈。

问曰，先生微下之而脉弦，决其可治，从何得之？余曰，仲景不是云乎，循衣摸床，惕而不安，微喘直视，脉弦者生，涩者死。微者但发热谵语，大承气汤主之。查钱仲阳小儿直诀，云手循衣领及捻物者，肝热也。此者仲景列在阳明病，盖阳明属胃，肝有热邪则犯于胃经。余以承气汤下之，以其已经下过，故用小承气汤微下之。果然下后而脉转弦，则肝平而胃不受克，故许其可治也。后愈，产一女孩。

按：伤寒吐下后，病仍不解，而津液为之耗伤，以致津枯热盛，神识昏蒙，出现循衣摸床，惕而不安，微喘直视等危候。正如《伤寒论》曰："伤寒，若吐若下后，不解，不大便五六日，上至十余日，日晡所发潮热，不恶寒，独语如见鬼状。若剧者，发则不识人，循衣摸床，惕而不安，微喘直视，脉弦者生，涩者死。微者，但发热谵语者，大承气汤主之。”治用承气汤釜底抽薪，急下存阴，下后脉反转弦，则说明津液来复，生机萌发，故断其可治。

汤女 伤寒内热炽盛，耳聋谵语，舌红脉数，唇干烦渴，阳明实热之证，故药不嫌凉。

生石膏 30 克　知母 9 克　鲜、小生地各 30 克　粳米 1 撮　炙甘草 3 克

二诊：服药一剂，热势已瘥，舌红脉数。

生石膏 30 克　知母 9 克　粳米 1 撮　炙甘草 3 克　鲜、小生地黄各 30 克　鲜芦根 45 克

陈女孩 伤寒，内热蕴盛，不能外达，谵语耳聋，神识昏迷，脉细指冷，舌红唇干。

桂枝 3 克　生石膏 12 克　知母 9 克　清炙甘草 3 克　生米仁 24 克

二诊：昨药后热外达，壮热脉数。

桂枝 3 克　生石膏 12 克　知母 9 克　清炙甘草 3 克　生米仁 15 克

三诊：将愈，神清热退。

竹叶 9 克　生石膏 12 克　党参 9 克　麦冬 9 克　半夏 9 克　甘草 3 克

按：两案均是阳明经证热盛，邪热充斥，津液被灼，故有神昏谵语，唇干烦渴之证。汤案用白虎汤辛寒泄热，并加鲜小生地、水芦根，谅知津耗更甚。而陈案出现脉细指冷，系真热假寒之象，所谓“热深厥深”是也。正如刘河间云：“郁热蓄盛，神昏厥逆，脉反滞涩，有微细欲绝之象，使投以温药则不可救矣。盖其初因伤寒失表，遂入于里，寒邪成热，热极阳郁，理当表里两解。”先生用白虎汤清里热，加桂枝达外邪，

药后果热势外达，大热得化而获显效。

王品三 本为太阳伤寒，医者反以热药治之，以致传入阳明，热盛神昏，谵语遗尿，脉数急，苔渐黄，舌边尖皆红。一误再误，有进无退也，危险极巅，勉强遵令处方。

桂枝 3 克 石膏 24 克 知母 9 克 炙甘草 3 克 米仁 12 克 生地黄 12 克

二诊：热减神清，好得过快，还恐有变。

桂枝 3 克 生石膏 30 克 知母 9 克 甘草 4.5 克 生米仁 24 克 细生地 24 克 天花粉 9 克

三诊：大势已平，余邪未净。

麻黄 1.5 克 小生地 12 克 麦冬 9 克 杏仁 9 克 枇杷叶 9 克 甘草 3 克 鳖甲 9 克

按：太阳伤寒，当以汗解之。医者误用温热，以致胃中津液先涸，邪热乘虚袭里，太阳传入阳明，而见热盛，神昏，谵语，故宜重剂白虎汤（米仁易粳米）清泄火邪。因苔渐黄，则表邪未尽入里，故宜少加桂枝以透在表之邪，且可转引阳明之里热外达。复诊证轻，守原法加生地黄、天花粉以复肺胃之津。三诊病情迅速好转，再以麻、杏开肺去在表之余邪，生地、麦冬扶易损之阴津，合鳖甲以滋真阴。用药丝丝入扣，可获全功。

林老翁 本起于太阳，传入阳明，壮热口渴，多语躁动，是热盛所致。论证尚不觉重，惟脉不归部，悬悬可虑。虑其高年体衰，元神大虚故也。

人参 3 克 生石膏 24 克 知母 6 克 炙甘草 3 克 生米仁 12 克

二诊：热已化出，脉翻洪数，舌苔转黄，脉象较昨日悬悬不归根者大有好转。气促不减，小便增多，面色油光而赤。尚有危险，不可大意，方以清凉存液为妥。

生石膏 24 克 炙甘草 3 克 麦冬 9 克 炙鳖甲 12 克 党

参12克　米仁12克　大生地12克　牡蛎30克

按：伤寒壮热口渴，躁动多语，此阳明热盛之征；脉来悬悬而不归部，是浮大无根之象。里热炽盛，气阴倍耗，更兼高年脏腑精血衰少，病情确实不浅。若仅以泄热，正气必无能托邪外达；而偏扶其正，则邪热必得药力而益张。惟有人参白虎益气生津、直折里炎两顾之，切中病机。复诊热邪已化，脉翻洪数，且归其部，有正气来复之兆。小便增多，亦津液得存之据。然气促不减，面泛油光，总还有阴虚阳越之歹象。故先生告戒不可大意，拟方也紧扣抑阳敛阴之要诀。

少　阳　病

金女　本是伤寒轻证，游医凉解之，寒热干呕，脉弦紧，舌苔白，转入少阳。

柴胡9克　黄芩6克　西党参9克　姜半夏9克　炙甘草3克　生姜3克　大枣6枚

按：伤寒在表之邪，治不得法而循经入里，出现往来寒热，心烦喜呕，脉弦之少阳证。仲景有云："伤寒中风，有柴胡证，但见一证便是，不必悉具。"先生拟小柴胡汤以党参易人参，以和解少阳，疏利三焦，调畅气机，故邪达而解。

叶畅怀　苦寒热往来，脉沉舌润。

桂枝6克　生白芍6克　炙甘草6克　柴胡3克　生姜3克　大枣4枚　当归9克　姜半夏9克

按：寒热往来，多属少阳，可以小柴胡汤治之。但因其脉沉，其舌润，为寒象，故去黄芩之苦寒，而合辛温之桂枝汤；脉沉又可视为邪在血分，故以当归易党参。先生择用经方，随证加减，灵活化裁，大有深义。

冯乃千　身热，心烦喜呕，往来寒热，松馆以小柴胡汤与之，不除。余诊其脉，洪大而实。乃曰：热结在里，小柴胡汤安能去之？仲景曰，伤寒十余日，热结在里，复往来寒热，当与大柴胡汤。松老始则犹曰，读书不可死于字句。后又云，姑随汝处之。果服一帖瘥。三帖愈。

按：往来寒热，心烦喜呕，虽属少阳证，然而脉洪大而实，已是邪热入里，故小柴胡汤不能取效。拟大柴胡汤，药中病所，果一剂瘥，三剂愈。

太 阴 病

永年兄 寒邪外侵，中气不旺，己土不升，戊土不降，水寒土湿，凝聚为痰，腹满下利，昏昏欲睡，即是太阴虚寒之证：脉来沉滑，沉则为寒，滑则为痰。舌淡苔白，微兼灰色，亦是虚寒见证。

淡附子 3 克 冬术 9 克 茯苓 9 克 甘草 3 克 党参 9 克 半夏 9 克 陈皮 3 克

二诊：寸关两部较昨日调畅，痰滞稍化，下利亦减，但未净耳，元气素弱，一时难复也。

淡附子 6 克 冬术 9 克 甘草 3 克 党参 9 克 干姜 3 克

三诊：渐瘥。

淡附子 6 克 冬术 9 克 甘草 3 克 党参 9 克 炮姜 3 克

四诊：已将愈矣。前方可再服。

按：戊己属土。己土指脾，故脾为阴土；戊土指胃，故胃为阳土。胃主受纳，宜降则和，胃降则糟粕得以下行。脾主运化，宜升则健，脾升则清气方能上输。是案寒邪侵袭于内，以致脾阳不振，运化无权，清气不升，影响胃之受纳和降，故有痰滞腹满，下利昏睡。正如《内经》所云："清气在下则生飧泄，浊气在上则生䐜胀"。论曰："自利不渴者，属太阴，以其脏有寒故也，当温之。"方用附子补火生土以散寒，六君子汤健脾燥湿而化痰。复诊脉来调畅，痰滞稍化，下利亦减，可见药已中病。但元虚一时难复，仍用附子理中汤以治其本。先生治此证，法以温补着手，抓住了病机关键，而收卓效。

王右 腹痛下利，脉紧，舌胀而淡，寒邪直中于里。

桂枝 6 克 白芍 12 克 干姜 9 克 炙甘草 6 克 饴糖 2 匙

二诊：昨日药后见瘥。

桂枝 6 克 白芍 12 克 干姜 9 克 炙甘草 6 克 饴糖 2 匙 半夏 9 克

按：太阴病脾胃虚寒，或由三阳传变而来，或由寒邪直犯本经而起。本案阴邪直中于里，中阳不振，寒湿内滞，气机壅塞而腹痛下利。故方用小建中汤加减，温中补虚，和里缓急，散寒止痛。

少 阴 病

陆君 少阴伤寒，但欲寐，此其证也。

淡附子 4.5 克 干姜 3 克 炙甘草 6 克 官桂 4.5 克 酸枣仁 9 克 党参 9 克

按：论曰："少阴之为病，脉微细，但欲寐也。"少阴（心肾）阳虚，气血不足，复感风寒，则正气必为邪困，故证见神疲欲寐，精神不振。本案少阴伤寒，先生方拟四逆汤温中散寒，回阳救逆，参入参、桂、枣仁，益气养血，调补心肾。

严姑 素有痰饮，遇寒加剧，腹痛下利，小便不利，心悸足肿，面色青，舌淡白，脉沉滑，危候也。

淡附子 9 克 白术 9 克 白芍 9 克 甘草 3 克 生姜 6 克

二诊：腹痛下利见瘥，尚需温化。

淡附子 9 克 白术 9 克 茯苓 6 克 甘草 3 克 生姜 6 克

按：素有痰饮，遇寒而腹痛下利，心悸足肿，小便不利，乃少阴阳虚水停之证也。论曰："少阴病，二三日不已，至四五日，腹痛，小便不利，四肢沉重疼痛，自下利者，此为有水气，其人或咳，或小便利，或下利，或呕者，真武汤主之。"方拟真武汤加减温阳化水，壮元阳以消阴翳，冀收全功。

邵某 脉沉紧是寒，舌淡白苔薄，亦属寒；舌不能言，是痰阻；但元气太虚，姑拟暖下法。

厚附子 6 克 淡吴萸 2.4 克 细辛 0.9 克 姜半夏 9 克 炮姜 3 克 炙甘草 3 克

按：此元虚中寒，故用四逆汤加味治之。四逆汤具温扶元阳之功；佐吴萸入厥阴暖肝；细辛温肾开闭，并治不语；姜半夏豁痰；四逆汤中之甘草既有调中之效，又能和辛温药之燥烈。

俞荣德 吐血是老病，身热是新病，其脉沉细，小便清，此伤于寒也。

桂枝 4.5 克 生白芍 4.5 克 姜炭 4.5 克 淡附子 4.5 克 炙甘草 3 克 红枣 6 枚

按：此乃外感挟内伤之候。病由感寒引动吐血宿恙，其脉沉细，是元阳不足，虚寒之征；小便清为内无热之象。故用桂枝附子汤，去生姜之辛散，易姜炭，以配合附子共奏治疗虚寒吐血之效。

王老婆婆 伤寒入少阴，已经灼液化燥，喉间咯咯有声，是燥气，非痰声也。脉来细而数，舌微灰而干，不得已急救其津。

炙甘草 9 克 陆水桂 1.8 克 炒麻仁 12 克 麦冬 12 克 生地黄 24 克 红枣 12 枚 生姜 3 克 阿胶 4.5 克 党参 4.5 克

按：少阴病，平素阳气衰者，其邪易从寒化；素来阴液亏者，其邪多从热化。本案为少阴阴亏热灼之证，舌干，喉间咯咯有声，正是热灼津伤，津液煎熬成痰所致。故先生特别强调“是燥气，非痰声也”。舌微灰干，脉来细数，也是阴虚内热之象。《圣济经》曰：“津耗为枯，五脏痿弱，荣卫涸流，温剂所以润之。”故用炙甘草汤育阴复液，益津润燥。

厥阴病

松馆之女 已出嫁有年，忽苦胸痛，回娘家调治，愈治愈剧，甚则厥逆。痛时咬卧处厨门铜环，邀余诊之。诊其脉，乍大乍小，舌红唇红。余曰：此宜乌梅安蛔丸。松馆云，已服过数两，下咽即吐，不效多次，不必再服。彼时有蒋履炳先生在座。余曰：此非蛔厥，诸医书可废矣！屡与松馆，皆不合意。余曰：丸大而蛔小，不能吞下，故不受，且丸久而硬，一时不能化其汁，骤时浸出亦有限，不能给予多虫，故不受而痛反加也。劝其再用安蛔丸 15 克，捣碎研细，加蜜汤调稀与之，取其味甘诱虫。松馆云：姑试之。药入口，有效，服之大半，渐倦卧。少时又继服 15 克，如前法与之，其痛止。不多时，吐出蛔虫 20 余条，长而且大。后以此法，得以除根矣。

按：蛔厥之证，因蛔虫内扰而成。患者素有蛔虫史，又因上焦有热，脾胃虚寒，寒热错杂，迫使蛔虫窜动上扰。胃气逆则呕吐，蛔虫上扰则痛剧，甚者厥逆。方用乌梅丸益胃安蛔，寒热并用。古人云：蛔得甘则动，得苦则安，闻酸则静，得辛则止。本方已被临床证实为治蛔厥的有效方剂。乌梅安蛔丸研细末，白蜜调服之法，服用方便，配伍精当，且甘苦辛酸合化，能提高疗效，临床可师其法。

温　病

风温

王右 温邪有升无降，经府气机交逆，营卫失其常度，为热邪所迫，津液日耗，则渴饮不饥。温邪本先犯肺，今兼头痛，舌红而苔白，宜辛凉宣泄。

麻黄 6 克　杏仁 9 克　甘草 3 克　生石膏 30 克

二诊：身热得汗而解，咳嗽阵作，尚需清宣。

麻黄 3 克　杏仁 9 克　甘草 3 克　生石膏 12 克　象贝 9 克

按：陈平伯云："风温为病，春月与冬季居多，或恶风或不恶风，心身热，咳嗽，烦渴，此风温证之提纲也。"指出本病好发季节与初起时的临床特点。外感风热病邪，多从口鼻而入，首先侵犯于肺，肺主气而属卫，与皮毛相合，所以初起多有肺卫见证。先生用麻杏甘石汤辛凉宣解，祛邪外出药后，身热得汗而解，颇具效应。

王孩　素有痰湿，复感外邪，障塞气机，肺不清肃，胃不宣通，咳嗽阵作。风温鼽鼽，证殊不轻。

麦冬 12 克　象贝 9 克　杏仁 9 克　冬瓜子 24 克　黄芩 9 克　小生地 15 克　生大黄 9 克　生石膏 12 克　枇杷叶露 500 克　肺露 500 克（见注）。

二诊：较昨日见瘥。

象贝 9 克　小生地 9 克　生甘草 3 克　炒麻仁 9 克　生石膏 12 克　炙鳖甲 9 克　杏仁 9 克　麦冬 6 克　枇杷叶 9 克　桑叶 9 克

三诊：热势减轻不少，余邪尚存。

瓜蒌皮 9 克　炙鳖甲 9 克　麦冬 12 克　小生地 9 克　陈青蒿 9 克　象贝 9 克　麻仁 9 克　清甘草 3 克　杏仁 9 克　桑叶 9 克　枇杷叶露 500 克

按：鼽鼽一症，即鼻翼扇张，喉间痰鸣，气促而喘，乃邪热壅肺，热极生风，因风生痰，风痰潮涌所致。温病邪热内盛，肺不肃，胃不降，气机闭塞，则有传逆之变。先生处方仿吴氏宣白承气汤法，泄热宣肺、通腑撤热、保津存液。吴氏有云："其因肺气不降，而里证又实者，必喘促寸实，则以杏仁、石膏宣肺气之痹，以大黄逐肠胃之结，此脏腑合治法也。"后诊见瘥。用喻氏清燥救肺汤加减，以润肺、清热、养阴而愈咳喘。

注：肺露

药物：猪肺（去血洗净）1具，孩儿参、天门冬、麦门冬、百合、川贝母、阿胶珠、丝瓜络各6克，北沙参、黛蛤散、冬瓜子、生玉竹、茯苓各9克，炙桑白皮、炙款冬花、地骨皮、丹皮、知母各4.5克、炙葶苈子、炙马兜铃各3克，芦根60克，炙枇杷叶12克。

功用：清肺化痰。

主治：吐血、衄血，干咳无痰，肺痿咳喘，虚损久咳等症。

制法：上药共置于蒸馏器中，加水蒸馏取药露约2000克。

用法：一般每次30～60克，隔水炖温后饮服，早晚各1次；或冲入煎剂中服用。

吕孩 风温齁船，误用麻、桂诸药，肺燥已极，一命将难全。

元参24克 小生地24克 麦冬30克 炒麻仁24克 枸杞子18克 炙甘草3克 杏仁9克 炙鳖甲15克 肺露500克 枇杷叶露500克

按：此清燥救肺之法，妙在枸杞子、生地黄、麦冬、甘草等同用。枸杞子为救脱纳气固本要品，王孟英氏称之为小复脉汤主药。肺露代水煎药，以肺养肺，同气相应也。

裘小孩 风温齁船，肺热化燥，虽有食，亦不顾及，此乃伏邪因新感引动耳。

水芦根30克 麦冬12克 杏仁9克 炙鳖甲9克 小青皮2.4克 炒麻仁18克 元参9克 清甘草3克 枇杷叶9克 肺露代水煎

按：小儿肺热齁船，喉中痰鸣，而兼有食滞，则是上焦中焦同病。处方从清燥救肺汤化出，加小青皮以消食，中上二焦并治。

陈师母 风温内热，干于经络，面部浮肿，通体疼痛，热迫下利。

炙鳖甲 9 克　麻仁 9 克　杏仁 9 克　桃仁 9 克　生石膏 24 克　小生地 24 克　生甘草 3 克　鲜水芦根 24 克

按：此案所用为清燥救肺汤合千金苇茎汤变化之方，具清热豁痰之效。患者遍体疼痛，鳖甲可以熄内风，配合芦根、石膏、杏仁、桃仁等豁痰止痛。这里可以看出先生的卓见，和一般仅知祛风活血药可止痛者有所不同。

沈师母　风温，咳嗽痰红，热结旁流，身热入晚尤甚，耳聋谵语，舌干绛而裂，其中血迹斑斑，脉细而数。证势危殆，不得已下之。泄其热，存其津。

鲜大生地各 30 克　元参 24 克　麦冬 24 克　生大黄 9 克　玄明粉 9 克

二诊：此证譬如屋宇失火，任其焚烧，而救火车不到，可乎？服昨药已得下，瘥来有限，理当再下。但元虚太甚，姑缓一日。仍旧可危之至。

鲜大生地各 30 克　元参 24 克　麦冬 24 克　甘草 3 克　象贝 9 克　杏仁 9 克

三诊：已瘥多，神清，血亦止。再稍稍下之泻其余热。

鲜、大生地各 30 克　元参 24 克　麦冬 12 克　炒枳壳 4.5 克　生大黄 6 克　杏仁 9 克

按：风温之邪从口鼻而入，传变最速。邪热内结，犹如烈火燎原，其势凶猛。火邪上炎，木火刑金，肺络受伤，则咳嗽痰中带血；邪热内攻，神明被扰，则神昏谵语；热结于下，阳明腑实，则热结旁流；舌中干裂出血，亦是邪火烧灼，津液大损所致。一派炎炎火势，毋庸迂缓。证急则宜急攻之，用增液承气汤泄热存津，釜底抽薪，直折其势。方药对证，故一剂效，二剂瘥，化险为夷。

春　　温

水老先生　患春温，前医不识，始认为是感冒风寒，遂用荆、防辛温之剂发之。一剂汗出伤津，再剂化燥生热，复炽如焚。更医治之，继而又用西药大发其汗，渐至神识昏迷，谵语肢厥，病家不得已，出院而归。今晨大便溏，小便赤，舌质红而绛，苔白薄而干，咳嗽痰稠，右脉细数，不归其部，大非佳兆，左手尚觉洪数，此温热之邪内攻也。何以知之？大便溏薄，热结旁流也；小便赤涩，热从膀胱出也；神识昏蒙，热扰心神也；舌质红绛，脉细数均是邪损营阴之明据。就脉证而论，右手不归其部，大有败象；左手还有些希望。总之，花甲老翁，得此重症，实在可虑也。素有痰疾不及顾虑，所谓先治新病，余当在后。方请章先生教正再服。

炙鳖甲 15 克　生石膏 24 克　大生地 15 克　麦冬 9 克　元参 9 克　炙甘草 3 克　枇杷叶 9 克　紫雪丹 1.5 克（开水吞服）

二诊：舌润不少，两手脉归本体，内热已瘥，神识亦清，见效不少，但嫌好得太速，恐见反复。

炙鳖甲 15 克　生牡蛎 30 克　麦冬 12 克　生地黄 18 克　元参 9 克　真阿胶 9 克　炙甘草 3 克　麻仁 9 克　桑叶 9 克　枇杷叶 9 克

三诊：病邪已去大半，脉仍弦数，见于尺部，是内热壅结也，宜以调胃承气汤下之。但年六十有余，津液太亏，姑缓图之。增液以固其本，加生大黄以助推荡之力，得下即止，防其虚损之难复也。

大生地 24 克　西党参 9 克　炙甘草 3 克　麦冬 9 克　淡竹叶 60 片　桑叶 9 克　枳壳 3 克　生大黄 9 克

四诊：将愈，阴液未复，尚需调治。

大生地 24 克　元参 12 克　麦冬 12 克　西党参 9 克　甘

草3克

按：高年之人，阴精先亏，正气不足。复感温热之邪，医者以风寒治，误用辛温发汗，不瘥，又误经西药发汗，以致症益沉重。汗者心液也，心液大伤，营阴暗耗，邪热更易内陷。高热神昏，谵语便赤，手足厥冷，脉不归部，则提示邪气盛元气大伤。此屡经误逆之危候，亟宜救阴以泄热。先生拟方用鳖甲、生石膏清气泄热；紫雪丹清心开窍；生地黄、麦冬、元参清营生津；枇杷叶、甘草润肺止咳。药后脉归本体，神识清楚，疗效卓著。热邪久留，真阴受劫，二诊仿《温病条辨》加减复脉汤法，滋阴养液。三诊时，病邪虽去大半，但津液劫伤，肠燥便秘，故于养阴润燥剂中加生大黄以增水行舟。四诊，将愈未愈，邪少虚多，则用增液汤加党参、甘草气阴两顾，终使危笃之症转危为安。

齐金生　温热犯肺，热极劫津，咳嗽气喘，烦躁脉数，症情极重。

生石膏30克　炙鳖甲9克　小生地24克　炒麻仁24克　炙甘草3克　杏仁9克　麦冬9克　鲜水芦根30克　肺露500克　枇杷叶露500克　代水煎药

二诊：生大黄9克　元明粉12克　川朴3克　大生地30克　元参30克　麦冬24克

三诊：生石膏30克　知母9克　鲜、小生地各24克　麦冬24克　姜半夏9克　元参15克

四诊：昨日去下药后，热气复甚。

生大黄9克　炒枳壳6克　川朴4.5克　元明粉9克　鲜、小生地各30克　元参24克　麦冬24克

五诊：又瘥矣，谵语亦除。

鲜、小生地各24克　麦冬24克　元参24克　生大黄9克　清甘草3克　鲜芦根30克　炒枳壳3克

六诊：白虎汤合生地黄、元参、麦冬。

按：此案首用清燥救肺法，因温热病证势危重，邪热入里，不仅中焦热积，而且三焦热炽阴亏，出现舌焦口干，便秘，神昏谵语之证，故二诊改用增液承气法。三诊单清气分大热，肠胃积热未净，除去泻下药后，高热又起。所以四诊时复用清热养阴法，加用生大黄、元明粉通之。通观全案，可见温为阳邪，热变最速，易化燥伤阴，辛凉解表、清气透热、苦寒折热，时时保津存液，是温病治疗之大法也。

陈君 温热日久内陷，身热神昏，谵语烦躁，涩脉见于关下，细按之觉沉数。唇焦，牙齿缝中出血，舌黑而焦，有横裂纹起芒刺，鼻血出多量。热结旁流，下利清水，又有宿粪。奈何？惟有急下以存津，以希生机。

炒枳壳 6 克　川朴 6 克　生大黄 9 克　元明粉 9 克　麦冬 12 克　大生地 24 克　元参 12 克

二诊：服前方此刻得下三次，脉象已出不少，唇亦转红，颇有生机。但邪热内陷，一时不能解，仍当守法。如稍胆小，则大事去矣。

生大黄 9 克　枳壳 9 克　川朴 9 克　麦冬 12 克　鲜、大生地各 12 克　水芦根 30 克　桃仁 9 克

三诊：唇舌黑焦已去，似不可再下。惟满口有血，谵语未除，宿屎未见，仍是当下之候。

生大黄 9 克　元明粉 9 克　炒枳壳 9 克　桃仁 24 克　红花 9 克　鲜、大生地各 30 克　元参 30 克　麦冬 18 克

四诊：见瘥，身热退，谵语除。

清燥救肺汤

按：本例系温邪内陷，由气分逼入营分，气营两燔之危证。营分热甚则神昏；血络受灼则口鼻出血；热结于内则旁流下利清水而谵语；脉来沉涩，真阴欲竭也。热势燎原，险象丛生，此时惟有釜底抽薪一法。所谓"撤热以保津"，庶可免痉厥之变。首三方均以大承气汤合增液汤为主加减，斩将夺关，

急下存阴。至邪退正虚之时，才用滋阴润肺法以善后。

范老志 脉弱无气，舌苔无津，面黧黑无神，上腭喉间白糜满布。其脘痛而作呕，则是老病。此症盖得之伤食不落胃，服消化之品过度，元本虚弱，又感外邪，以致开门揖盗，热邪内生。至今商治，惟有大剂存津，舍此别无它法。轻清降泻，恐未有济。鄙见如是，请高明裁酌。

小生地24克 炙鳖甲9克 麦冬12克 太子参9克 枸杞子12克 炙甘草3克 生牡蛎30克 仙半夏9克 枇杷叶9克 白蜜2匙 淡竹茹9克

按：脉弱无气，面色黧黑无神，已是阴阳俱衰、精血虚弱的久病征候；舌苔无津，上腭喉间白糜满布，亦是热邪伤阴，正虚邪盛，正不胜邪之象。脘痛而呕，明是胃弱旧疾，医者又用攻伐消导之品，再伤脾胃，使其元气更虚而罹疾。故先生谓之"开门揖盗"。

钟某 昨日用下药，得下利，阳明热郁，无从出路，于法亦是。今脉不振指，其元神觉不支，热入血分炽而不减，正不胜邪，将何施治？念其尚能吃药，检其身上有斑点发出，从血分治之，以希万有一生之望。

当归 赤芍 桃仁 红花 炙甘草 大生地 连翘 葛根 柴胡 炙鳖甲 麦冬 天花粉

按：此方为王清任解毒活血汤去枳壳加鳖甲、麦冬、花粉，是从血分透达为主，兼奏扶元养阴之效。

梅亭 伏邪化热，热甚，神识不清，此乃冬不藏精所致。方拟解毒活血汤。

生地黄12克 赤芍9克 连翘9克 柴胡3克 葛根4.5克 桃仁6克 红花4.5克 当归6克 枳壳4.5克 生甘草3克

二诊：高热时作 舌红绛而干。

生石膏30克 知母6克 米仁12克 甘草3克 大生地

30 克　牛膝 9 克

三诊：见瘥。

竹叶 9 克　生石膏 30 克　党参 9 克　麦冬 9 克　甘草 3 克　枸杞子 12 克

四诊：热久伤阴。

真阿胶 9 克　西党参 9 克　麦冬 9 克　甘草 3 克　枸杞子 9 克　麻仁 9 克　鳖甲 9 克　石膏 24 克　白薇 9 克　柏子仁 9 克

五诊：舌绛苔脱，肾阴虚极，阴虚生内热。元虚至此，惟有存津清热一法。

生牡蛎 30 克　龟甲 24 克　鳖甲 24 克　麦冬 18 克　大生地 24 克　炙甘草 4.5 克　杏仁 9 克　真阿胶 9 克　党参 3 克　杞子 12 克　竹茹 9 克

六诊：大瘥。

昨方加党参 6 克、五味子 6 克

按：本例为伏邪为患，里热外达，所以初诊时无卫分症状，起病即见热邪炽盛、神识不清等证。首诊用解毒活血汤清热解毒，凉血和营，透热外达。这是先生治疗伏邪温病的独特方法。温病伏邪久羁，每多深入下焦，劫烁肝肾之阴，虽常见低热稽留、舌绛唇干、虚烦不寐等证，却不能过用苦寒。所以二诊起分别以白虎汤、竹叶石膏汤、三甲复脉汤、生脉散加减，清热滋阴，益气生津，以收全功。

徐志舜　温热入于少阴，邪盛元虚，神倦不寐，手足瘛疭，津液被灼，舌绛而干，脉数无伦次。证实险重之至，请高明调治则吉。

炒麻仁 12 克　生牡蛎 24 克　炙甘草 6 克　麦冬 12 克　大生地 18 克　西党参 9 克　炙鳖甲 9 克　龟甲 15 克　真阿胶 9 克

二诊：见瘥。前方加西洋参 3 克泡茶服。

按：本案温热深入下焦，重伤真阴。手足瘛疭是阴虚风动之征；脉数无伦次，为正不胜邪、阴阳离决之兆。温病至此，险重之至。先生仿吴氏“热邪久羁，吸烁真阴……神疲瘛疭，肺气虚弱，舌绛苔少，时时欲脱者，大定风珠主之”，急用大定风珠加减，以填补欲竭之真阴，潜摄浮越之虚阳，平熄内动之肝风。二诊见瘥，则毋用更张，乃加西洋参增强救阴益津之力，以资巩固。

谢永泉 苦寒热，初一日起日夜数发，脉沉弱，舌淡白，此乃冬不藏精所致。

生黄芪 9 克　西党参 9 克　炒冬术 9 克　当归 9 克　柴胡 9 克　淡附子 9 克

按：《素问·金匮真言论》云：“夫精者，身之本也。故藏于精者，春不病温。”精气充沛，则邪不外侵。吴鞠通说：“不藏精三字须活看，不专主房劳说，一切人事之能摇动其精者皆是。即冬日天气应寒，而阳不潜藏，如春日之发泄，甚至桃李反花之类亦是。”今此案仿冬不藏精例处治，谅是冬暖多汗，以致元虚，春时复感外邪，正虚邪陷之候生矣。故治用培补真元之法，以扶正驱邪。加柴胡一味，利少阳半表半里之枢机，从里引邪外达。

暑　温

祥耕 患暑温半月有余，前医错用大剂寒凉，非但邪不透达，反而深陷于里。身热如火，神志不清，脉数而弦洪，三部直行，热极之据；舌苔黄腻而舌底红鲜亦是热极之征。此候死固多也，但治之得当，亦有活者。救人之心，人皆有之，惟病势过于险重，不得不交代明白。

鲜藿香 9 克　葛根 9 克　桃仁 9 克　红花 9 克　当归 9 克　鲜生地 12 克　大生地 12 克　赤芍 9 克　柴胡 9 克　连翘 9 克　生甘草 3 克　芒硝 9 克　生大黄 12 克

或问曰："此证热极，不用寒凉之剂何也？譬之炭火甚炽于一盆，用冷水浇之，火非不熄，热气上乘，肺先受之，肺不堪受此熏灼，则肺先死，不可救矣。此方如铁耜一把，将火拨开，热势不聚于一处，后可缓缓透达而熄之，其意如此。

二诊：已得泻下，余详前。

加紫雪丹 1.8 克，生姜汁 4 滴，井水调下。

三诊：脉象将复其部，但数而弦，苔尚厚腻。热势稍减，烦躁亦减，比昨日轻可不少，但尚是危险。

豆豉 9 克　川朴 9 克　藿香 9 克　鲜、大生地各 30 克　山栀 9 克　炒枳壳 9 克　葛根 9 克　当归 9 克　赤芍 9 克　柴胡 9 克　桃仁 24 克　甘草 3 克　生大黄 9 克　芒硝 9 克

四诊：瘥矣。前方去芒硝、生大黄。

按：本例是夏令感暑，内陷心营之危证。暑为火热之邪，传变迅速，本宜清透，医者反用大寒之剂，以致气机得寒益闭，暑邪陷而不透。暑性炎热，燔炽阳明，化火内传，深入心营，故见神志不清，高热烦躁，舌红苔黄，脉洪而数等证。方用解毒活血汤合调胃承气汤加减，取其清暑化湿，凉血透热，釜底抽薪，上中下同治，俾内陷之暑热下泄外达。此案辨证明细，用药切中病机，足可效法。

汤右　暑湿化热，热盛神蒙，治颇不易。

豆豉 9 克　黑山栀 9 克　知母 9 克　川朴 6 克　生石膏 24 克　鲜芦根 30 克　冬瓜子 9 克　紫雪丹 1.2 克（阴阳水调下）

二诊：今得鼻衄，神清热减。

鲜生地 30 克　小生地 30 克　甘草 3 克　生石膏 30 克　麻仁 12 克　枇杷叶 9 克　鳖甲 12 克　杏仁 9 克　青蒿 12 克

三诊：病气去尽，元气未复。

清燥救肺汤全方

按：暑热入营，则灼热烦躁；内陷心包，则神识昏蒙，所以古人有"暑易入心"之说。治法以清暑透邪，清心开窍。论

曰："服药已微除，其人发烦目瞑，剧者必衄，衄乃解。"药后鼻衄，是热邪随之而泄，故热减神清。暑为阳热之邪，最易耗气伤津。故于邪退正虚之时，以养阴益气之法，投剂而愈。

湿温

孙君 胸闷头重，舌淡红，苔白腻，面上一团湿邪滞气，脉象濡弱，此湿陷也。

升麻 9 克 荷叶 1 张 茅术 30 克

嘱煎药时先于药罐内放水一碗，然后将全张荷叶叶面向上，叶蒂向下，塞入罐中，置 2 药于荷叶之中，内外加水煎之。

二诊：证已大瘥，前方再服一帖。

门人问曰：清震汤药仅 3 味，师常用之，何见效甚速？答曰："茅术健脾燥湿；升麻升阳辟邪；荷叶清香解郁消暑，李时珍谓其具有生发之气，并助脾胃。药仅 3 味，用治湿阻脾阳之证，效如桴鼓。"

按：本方出自刘河间《素问病机气宜保命集》，用治雷头风。具有健脾燥湿作用。先生尝用之，以治夏秋间湿邪内陷，头重胸闷，舌苔浊腻者，常数剂而愈。

郑某 此证全是湿，经曰："因于湿，首如裹，大筋软短，小筋弛长，即此之证也。"

升麻 9 克 生茅术 30 克 鲜荷叶一大张

按：此案未载病症脉舌，仅摘录《素问·生气通天论》一段经文，以说明病原。所用方药为清震汤，具升清降浊，舒肝通络、健脾燥湿等作用。尝见先生用以治：①清阳下陷、湿盛之泄；②素有肝病，新感湿邪，鼻尖色青，腹中隐痛，微痢；③湿邪内陷，肺气痹闭，脉浮，舌绛，微热，气促，咳而不爽等证。

杨某 湿邪下趋入足。

泽兰30克　乳香6克　黄明胶9克

按：此案所用药物，具活血祛瘀、舒筋通络、消肿定痛等功效。其适应症为：两足抽痛，行路艰难，或筋络不舒，红肿攻痛，微有发热等。

朱某　湿热未透，尚在气分，可温化。

桂枝6克　柴胡9克　生茅术9克　炙甘草3克　炒枳壳6克　姜半夏9克

按：此案湿热尚在气分，其见证当有寒热类疟，溲黄，舌淡白，苔白腻等。处方用柴胡、桂枝解表以退寒热，茅术化湿，枳壳疏滞，半夏、炙甘草和中化痰，是治湿热内伏之法。

潘某　舌淡白，脉沉弦，证是湿热，邪从阴化。

桂枝4.5克　柴胡6克　生白芍6克　炙甘草3克　姜半夏9克　炒荆芥9克　生姜1片　红枣4枚

按：此案见证当有寒热、胸腹胀闷等邪从阴化之状。故用桂枝汤为主方，以调其营卫，并加半夏和中而化痰湿；柴胡透达少阳而退寒热；荆芥从里达表以散阴邪。

董师母　脉滑数，苔黄，舌底红。湿化热，防下陷。

生茅术9克　省头草9克　生石膏30克　知母9克　生甘草3克　生米仁24克　鲜芦根30克　象贝9克

按：本案从所用方药来看，当见发热胸闷、咳嗽、痰粘等证。病由湿化热，故取茅术白虎汤清热化湿，佐芦根、象贝清肺退热而化痰湿，省头草宣化伏湿。

林嫂　伏湿化热，用温化则吉，凉药殊不相宜。

藿香9克　川朴6克　柴胡6克　生白芍6克　炒枳壳6克　炙甘草3克

按：此案所用方药为藿朴四逆散，具疏滞化湿透达之功。先生常用此以治夏秋间寒热、肢酸体倦、舌质淡红、苔微白腻之伏湿类疟证甚效。

如伦兄　湿热内陷，湿浮于上，热盛于内，脉来无伦次，神识不清，小腹胀满。势极危殆，姑救之，以尽人为。

桂枝 4.5 克　猪、茯苓各 9 克　泽泻 12 克　藿香 9 克　川朴 6 克　陈皮 4.5 克　茅术 9 克

二诊：稍瘥。

桂枝 4.5 克　猪、茯苓各 9 克　泽泻 15 克　藿香 6 克　川朴 9 克　陈皮 3 克　生茅术 9 克　鲜省头草 7 片

三诊：又稍稍瘥些。

柴胡 7.5 克　白芍 7.5 克　甘草 7.5 克　枳壳 7.5 克　半夏 9 克　象贝 9 克

四诊：神识已清，湿热渐化，大有转机矣。

西党参 3 克　生冬术 3 克　归身 3 克　生黄芪 6 克　姜半夏 9 克　象贝 9 克　炙甘草 3 克　柴胡 6 克

五诊：

生黄芪 12 克　西党参 9 克　归身 6 克　生冬术 6 克　柴胡 9 克　炙甘草 3 克　麦冬 9 克　姜半夏 9 克

六诊：

炙甘草 3 克　红枣 8 枚　西党参 9 克　炒麻仁 12 克　大生地 12 克　生姜 3 克　驴胶珠 3 克　麦冬 9 克

七诊：炙甘草汤半分量。

按：本案湿热之邪重滞，而素禀中阳衰疲，正不胜邪，以致内陷，蒙蔽清窍。脉无伦次，总是元气弥散之象，小腹胀满则是湿热下滞，膀胱气化不利。急用芳香宣化、淡渗利湿之藿朴五苓散，俾湿渗热透，邪热分利。三诊见瘥，改用四逆散加味，意从少阳着手，疏利表里三焦枢机，使里邪由此处达。患者素体亏虚，病去之后，随用补中益气用或气阴两顾之法亦势所必然。前人云："病轻药亦轻。故七诊用，炙甘草汤半分量以善其后。

俞师母　湿温不化，郁蒸肌腠，发为白痦，如水晶色，脉弦数。

炙鳖甲 9 克　小生地 24 克　青蒿 9 克　麦冬 24 克　桃仁 9 克　滑石 9 克　玄参 9 克　竹茹 9 克

按：白痦为小粒水疱，见如水晶色而莹亮者吉。本案湿热之邪日久，白痦晶莹，此虽正气未衰，欲达邪外出之佳象，但脉显弦数，津液受灼，不可不顾。叶天士说："白痦小粒，如水晶色者，此湿热伤肺，邪虽出而气液枯也，必得甘药补之。"方拟养阴清热之剂，以搜余邪而益气阴。

钟阿甫　感受暑湿，恶寒发热，胸闷欲吐，苔白而腻。

藿香 9 克　川朴 9 克　猪苓 9 克　茯苓 9 克　苍术 9 克　泽泻 9 克　蔻仁粉 1.5 克　半夏 9 克

任孩　暑湿内蕴，身热下利，清水腹泻，舌苔白，脉滑数。

藿香 9 克　川朴 9 克　茅术 12 克　猪苓 9 克　茯苓 9 克　滑石 12 克

按：湿温之邪，蕴蒸不解，变化复杂，缠绵难愈。或湿重于热，或热重于湿，或湿热并重，上二例均为湿重热轻，脾阳不振。钟案尚为湿温初起，卫阳被遏，以致清阳不升，湿浊不降。方用藿朴四苓散加味，芳香化湿、苦温燥湿、淡渗利湿，俾表里之湿内外分消。任案湿热之邪已下趋大肠，处方用藿朴四苓加滑石，渗利小便，以实大便。

潘君　湿热未清，遂进补剂，寒热如疟，尚在气分，可温化。

藿香 9 克　川朴 6 克　柴胡 6 克　生白芍 6 克　炒枳壳 6 克　炙甘草 3 克

按：湿热之邪最忌滋腻补品。本例误补，更使湿邪滞着不化，正邪交争，尚在气分之半表半里，故寒热如疟。藿朴四逆散，具疏滞化湿达邪之功，四逆散疏达少阳之机枢，驱邪外出；合藿、朴辛温芳香，醒脾运中。

邵友方　湿温月余，神识昏糊，耳聋肢冷，脉细欲绝，汗泄。久痢不止，多是旁流，古书有用生军之法。但舌淡不干，完谷不化，其脾肾阳气虚损可见，不宜再三克伐。潮热渐瘥，间有妄言，是心液热伤之故。病情实在险重，急以参附回阳，或可有效。

人参 9 克　淡附子 6 克　龙骨 9 克　牡蛎 30 克　归身 9 克　黄芪 12 克　柴胡 6 克　白芍 9 克　枳壳 3 克

二诊：已瘥，脉较有力，汗止神清。

人参 9 克　淡附子 9 克　归身 9 克　黄芪 12 克　白术 9 克　柴胡 12 克　白芍 6 克　甘草 6 克　枳壳 9 克

按：王孟英云："此湿热病之类证，乃寒湿也，故伤人之阳气。或湿热证，治不如法，但与清热，失于化湿，亦有此变。但口渴而兼身冷脉细，汗泄舌白诸证者，固属阴证，宜温；还须察其二便，如溲赤且短，便热极臭者，仍是湿热蕴伏之阳证，虽露虚寒之假象，不可轻投温补也。"此案脉细汗泄，乃是阳气虚寒而有外亡之势；间有妄言、郑声，亦是正虚欲脱之候；更见下利清水，完谷不化，舌淡不干，一派虚寒征象，与热陷心包，真热假寒之证有霄壤之别。总之，湿虽内阻而阳虚为急，故用参附回阳汤合龙、牡、归、芍等回阳救逆、收汗定神。二诊时见瘥，汗止神清，脉亦转有力，阳气已见回复。然冰冻三尺，非一日之寒，湿性腻滞，阴气凝结，尚需扶正助阳，以缓化之。

伏　暑

吉宣　伏邪到秋后而发，其形似疟，经 10 余日不解。盖气虚无力透邪外出也，苦寒遏抑之剂焉能取效？舌淡白，即是元气不足之据。方以扶正托邪法为主，是否，请高明事裁。

柴胡 9 克　冬术 9 克　归身 9 克　黄芪 12 克　陈皮 6 克　甘草 3 克

二诊：伏邪至秋后发，已是元虚邪陷之候，仍当扶元托邪。

柴胡 9 克　冬术 9 克　归身 9 克　黄芪 15 克　陈皮 4.5 克　半夏 9 克　甘草 3 克

三诊：热邪透达，脉亦有力。

柴胡 9 克　半夏 9 克　党参 9 克　甘草 3 克　黄芩 9 克　生姜 3 克　大枣 4 枚

四诊：有效。

小柴胡汤加天花粉

五诊：热退净，元未复。

西党参 9 克　冬术 9 克　当归 9 克　黄芪 15 克　柴胡 6 克　陈皮 4.5 克　炙甘草 3 克　枳壳 2.4 克

按：伏暑之邪外发，多用清暑化湿、解表清营、清泄少阳之法，此其常也。而是案素体虚弱，受暑湿之邪所伤，正气更虚。前医又以苦寒之剂遏抑，使虚者益虚，无力托邪外达，留连于少阳，故见寒热如疟。首、二诊仿补中益气法，扶正托邪，甘温退热，三诊邪热外达，是正气恢复之据，乃改用小柴胡汤，泄少阳胆热，以利其枢机，使邪从半表半里而解。经曰“治病必求其本。”临床必须抓住病症发生根源，方药随证变化，才能得心应手，获得良效。

奉化某　秋后伏暑晚发，为日已久，大热大渴，奄奄一息，脉沉而闭，惟舌淡白不红。查前方皆是牛黄、安宫、白虎之类。余曰：舌淡白如此，真阳欲脱，速服此方，或有可救，迟则无及矣！

厚附子 9 克　炒蜀漆 9 克　茯苓 9 克　龙骨 9 克　生姜 3 克

一服瘥，再召余诊，原方再服。连请三次，原方连服三帖，病霍然而愈。

问曰：大热大渴之伏暑，凭何用辛温大热之剂？答曰：余盖独取其舌色也。

按：吴鞠通云：“长夏受暑，过夏而发者，名曰伏暑。霜未降而发者少轻，霜既降而发者则重……”此案伏暑重证，无乃为日过久，暑湿之邪重损阳气，医者反以白虎、安宫类复伤心肾之阳，一误再误，以至阴盛格阳，浮阳外越，奄奄待毙。脉沉而闭，即是伏脉，此非热伏，乃心肾阳虚，真阳欲脱，而脉伏不起。先生特别强调“舌淡白不红”这一辨证要点，重用辛温大热之厚附子回阳救逆；龙骨收敛浮越之阳；茯苓养心；生姜配蜀漆以透伏暑余邪。配伍精当，奏效迅捷，连服 3 剂，竟使阴阳离决之重症起死回生，霍然而愈。

秋　燥

赵外孙　肺液炙，肺气闷，热入于里，邪不外达，元气又虚。于无法之中姑设一法。

麦冬 24 克　小生地 24 克　生石膏 12 克　鲜石斛 12 克　炒麻仁 12 克　西洋参 4.5 克　真阿胶 3 克　炙甘草 3 克　杏仁 6 克　枇杷叶 9 克　桑叶 9 克　肺露 500 克代水煎药

按：此案虽未列症状脉舌，但从肺液炙三字来看，必已化燥。其证当见气喘、鼻煽，其舌质当是红。所用方药亦为清燥救肺法，因元虚故加鲜石斛以养胃、小生地以滋阴。

齐金土　温热犯肺，津劫，气喘，烦躁，症殊严重。

生石膏 30 克　小生地 24 克　鲜水芦根 30 克　麦冬 24 克　炒麻仁 24 克　炙鳖甲 9 克　杏仁 9 克　炙甘草 3 克　肺露 500 克　枇杷叶露 500 克代水煎药

按：此案所用方药，亦为清燥救肺法，具清润养液化痰诸功效。从方药来看，除气喘烦躁外，当有身热口干，脉数，舌焦燥，苔黄等证。

朱某　温热内淫炙液，肺燥作呃，舌苔黑而燥。今进过调胃承气，惜便下数量不多，若少加增液则更佳矣。

生大黄 9 克　元明粉 9 克　炒枳实 4.5 克　川朴 4.5 克　柴胡 6 克　大生地 30 克　麦冬 24 克　元参 12 克　西洋参

9克

又备明日用方：

大生地24克　麦冬24克　炙鳖甲9克　冬瓜子12克　元参12克　生白芍6克　水芦根60克　真阿胶4.5克　猪肺1具　白藕120克

按：此案所用为急下存阴法，以大承气汤攻下，柴胡透达，元参、西洋参清润养液，地黄、麦冬滋燥治呃（镇江名医袁桂生先生亦尝用此二味以治呃逆，颇效）。备方从下后清肺养液入手。细玩此案用药，顾虑周全，值得学习。

宋老婆婆　素有痰饮气喘，新感秋后燥热，以致内热气紧加甚。

大生地12克　炙甘草3克　麻仁12克　生石膏12克　杏仁9克　麦冬9克　枇杷叶9克　鳖甲9克　沙参9克　桑叶9克

二诊：身热见减，咳喘未止。燥热伤肺，当以甘润。

沙参9克　甘草3克　枇杷叶9克　石膏12克　阿胶9克　麦冬9克　麻仁9克　桑叶9克　杏仁9克

三诊：清燥救肺汤，另用麻黄3克，生梨1只，蒸服。

按：燥为深秋之主气。久晴无雨，秋阳肆暴，遂感其气而发病。本例为燥热犯肺，引动痰饮之证。“燥者润之”。前后三诊均用清燥救肺汤加减以清肺、润燥、养阴。梨头，王孟英氏称之为天生甘露饮，具甘凉润肺，止嗽除热，养阴润燥之功。麻黄与梨同煎，则治咳喘之力更佳，亦先生所常用。特别是对小儿畏惧服药者更宜。

一绍兴人　患秋燥大热，百药不能退，延余到绍兴。查前医皆用白虎、苇茎、清燥救肺汤类，无懈可击，亦无别法可想。适彼处多栽荷花，叶上露珠可爱，乃嘱备毛巾四块蒸透，绞极燥。第二天一早，撑竹竿上，于稻田中收取露水，用绞出之露水煎前药。一服见效，2日而热退，余返甬。此方法从气运中悟出，亦医方中所不见。

按：该案属秋燥大热，阴液伤耗，治用清热润燥，方药中肯，但乏效应，可见当岁燥气之烈，病患之甚。先生别出心裁，从气运中悟出秋日晨露之效用，取而用之，立竿见影。李时珍说："露者，阴气之液也，夜气着物而润泽于道傍也。"《本草纲目》载"百草头上秋露，未晞时收取，愈百疾，止消渴。"可见秋露之清凉滋润作用特佳。虞抟《医学正传》说："秋露水者，其性禀收敛肃杀之气，故可取以烹煎杀祟之药。"先生之用，正合前人法度。

冬　温

戴君　素体不足，复感冬令非时之气。苦咳，汗出，脉浮数，舌红，是肺经有热。

蛤壳 9 克　生米仁 12 克　象贝 9 克　麦冬 9 克　枇杷叶 9 克　瓜蒌皮仁各 9 克　桑叶 9 克　金银花 9 克

二诊：生石膏 30 克　蛤壳 9 克　麦冬 9 克　枇杷叶 9 克　瓜蒌皮仁各 9 克　桑叶 9 克　银花 9 克　生米仁 12 克　象贝 9 克

三诊：寒热退净，咳喘亦平。惟温热之后，元神未复。

枸杞子 12 克　大生地 24 克　麦冬 9 克　鳖甲 9 克　元参 9 克　川百合 12 克　炒枣仁 9 克　炙甘草 3 克

按：阴虚不足之体，复感冬令非时之暖，温热之邪消灼肺金，出现畏寒发热，咳喘汗出等证。方用银花、桑叶清肺透表；枇杷叶、象贝、蛤壳、瓜蒌皮仁等清热化痰。二诊加用石膏清肺泄热。三诊大瘥，在大剂养阴扶正之品中增入鳖甲清退余热。用药对证，治法井然，病遂渐愈。

陈女孩　冬温，热气内淫，旁流作利，热甚，谵语，舌焦，证险而危。盖温病往往耗津劫液，时时顾其津液，至为重要。但使留有一分津液，即有一分生机。不得已，用急下存津法。

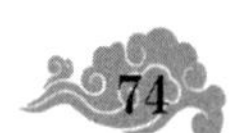

元明粉12克　生大黄9克　炒枳壳6克　大生地30克　麦冬24克　元参30克

按：雷少逸曰："冬应寒而反温，非其时而有其气，人感之即病者是也。"该案由于冬感非时之暖，温邪内淫，无他泄之路，燔灼于中，旁流作利，津液受损，神明扰乱，若用清轻之剂，则犹杯水车薪。所用泄热存津，"釜底抽薪"之法，是先生救治温热病常用方法之一，常能使患者绝处逢生，转危为安。

温　　毒

孙女　头面肿大如斗，肿热作痛，此大头天行也。大小便俱闭，宜急下泄热存津。

鲜生地24克　小生地24克　元参24克　生大黄9克　川朴6克　炒枳壳6克　元明粉9克　板蓝根15克

按：大头瘟又名大头风，多发于冬春二季，感受风温时毒，为导致本病主因。头为诸阳之会，时行温毒蕴结于上，所以头面焮肿；邪热充斥肺胃，可见憎寒恶热，咽痛口渴等证。此案阳明腑实，热灼真阴，故重用增液承气汤通腑泄热，滋养阴津。板蓝根，《本草便读》谓："清热解毒、辟疫杀虫"；《大明本草》谓："治天行热毒"，是治大头瘟毒之要品。

蒋某　风热发颐。

生石膏24克　大生地24克　知母9克　生甘草3克

按：发颐即是痄腮，俗称蛤蟆瘟，是邪热挟风火为患。方用白虎汤去粳米加生地，为治气血两燔之法。从方论证，当有脉数，舌质深红，而有发热、颊肿、口渴等。

蔡君　咽喉肿痛溃烂，病属喉痧，痧遍而不透。苔色焦黄，舌质红绛中有裂纹，脉数无伦，津液已竭。非急下存津无生路矣，但恐药不及病。

生大黄12克　元明粉12克　鲜生地30克　小生地30克

桃仁 24 克　板蓝根 9 克　水芦根 60 克　生黄芩 12 克　木通 3 克　麦冬 24 克

二诊：泻下多次，喉痛见减。

板蓝根 9 克　鲜水芦根 30 克　小生地 30 克　鲜生地 30 克　麦冬 24 克　生大黄 12 克　元明粉 12 克　元参 30 克　黄菊花 9 克　桃仁 9 克

三诊：痧透，热势渐减。

前方去元明粉，加地丁草 9 克。

四诊：热退，痧亦隐。

地丁草 30 克　麦冬 24 克　元参 24 克　鲜生地 30 克　小生地 30 克　生甘草 3 克　冬瓜子 24 克　桃仁 9 克　水芦根 30 克　山豆根 9 克　皂刺 9 克　板蓝根 9 克

按：喉痧又名烂喉痧、疫喉痧，是一种严重的传染性疾病。《喉痧至要论》曰："痧喉至危之证，重则不过三四日。"所以治疗不当，极易恶化，危及生命。本例为烂喉痧重证，气营两燔，已成燎原之势。邪毒上壅，咽腐溃烂，营分热炽，丹痧密布。拟用凉营清气、解毒救阴之法，药量特大，收效亦速。四诊已脉静身凉，履夷出险。

近经追访，本案患者说："1923 年，我 18 岁，阴历八月初三，突然高热，体温 40℃以上，喉剧痛，全身发红疹，病情凶险。立即请当地陈先生诊治，处方用羚羊角等。药后热势不退，病情日见严重，后请范文甫先生诊治，断为喉痧。服药之后，泻下多次，第三天高热渐退，经四次治疗而获全愈。"

严师母　喉痧重证，极其危险，痧已发透，咽喉烂亦极盛，脉微细。元已不支，甚是危急。

鲜、小生地 30 克　麦冬 24 克　板蓝根 9 克　元参 24 克　生甘草 3 克　马勃 6 克　玉竹 9 克　西洋参 6 克　火煅人中白 9 克　生姜汁 1 滴（冲）

按：脉微细，元气不支，而喉烂极盛，已是邪火劫阴，真阴欲竭之象。此时若用清凉攻下，必致正气虚脱，病入险境，扶正托邪乃是唯一治法。故重用西洋参、鲜小生地、麦冬、元参、玉竹滋阴养液、凉血解毒；板蓝根、马勃、人中白、生甘草等清热泻火，托毒外出；加生姜汁 1 滴和中安胃，作为佐使。

温　　疫

唐师母　天行疫毒，伏于血分，壮热不退，扬手掷足，人事不醒。元气虚损，不能外托，故化热。治者见热而用寒凉之剂，因用凉药未免过性，反致欲达不达，中途阻滞。今日满面发疹，亦是邪无出路，而行于肌肤之间，发亦不透，且致便血，间或吐血。久郁生火，理所固然。今日思治，惟有解毒活血兼以疏肌之药，仿“火郁发之”之意。是否请高明酌夺。

桃仁 24 克　连翘 9 克　柴胡 6 克　大生地 15 克　红花 15 克　赤芍 9 克　归尾 9 克　炒枳壳 9 克　生甘草 6 克　葛根 9 克　麻黄 1.8 克　地丁草 12 克

二诊：疹透，热减，均是好事。

桃仁 24 克　连翘 9 克　柴胡 6 克　大生地 30 克　红花 15 克　赤芍 9 克　归尾 9 克　炒枳壳 9 克　生甘草 6 克　葛根 9 克

按：吴又可曰：“夫瘟疫之为病，非风非寒非暑非湿，乃天地间别有一种异气所感。”“疫者，感天地之戾气也。”瘟疫是感受疫疠之气所致，虽与温病同类，但流行范围与发病缓急，大有不同。本病初起来势急骤，寒热俱重，不经汗解，即已入里而见壮热。邪无出路，郁于肌肤，即斑疹隐隐；伤及血络，则吐血便血；内扰神明，则烦躁谵妄。该案瘟疫之邪充斥表里三焦，若用寒凉之剂，反使邪热郁遏于里而无出路。故用解毒活血汤加少量麻黄、地丁草，意在清热凉血、托毒外出。二诊即见峰回路转，疹透热减。

景鸿兄 疫痘，其子亦然。

桃仁24克 红花12克 赤芍9克 炙山甲12克 皂刺6克 连翘9克 地龙6克 生鳖甲9克 升麻3克 归尾3克 生甘草3克 炒枳壳3克

二诊：景鸿父子俱瘥矣。

生黄芪12克 生甘草4.5克 当归6克 赤芍6克 川芎3克 红花9克 桃仁15克 小生地12克 元参6克 柴胡3克 炒枳壳9克 生鳖甲9克

三诊：又瘥。上方加莱菔子。

按：疫痘亦属烈性传染病，冬春季尤易传播。常见寒战高热，全身出现皮疹、疱疹。处方用王清任通经逐瘀汤去柴胡、麝香，加升麻、归尾、生甘草、枳壳。先生根据王氏经验，即治痘首当解毒，兼用活血化瘀之法则。王氏通经逐瘀汤即为抢救痘逆而拟制。

麻　疹

励小孩 瘖已出，而下肢欠多，还欠足透。咳嗽气紧，是其常事。

麻黄2.4克 象贝9克 丝瓜络9克 葛根9克 川芎6克 赤芍9克 陈皮3克

二诊：尚末足透。

升麻2.4克 麻黄1.5克 川芎6克 葛根3克 炒莱菔子6克 荆芥穗4.5克 象贝9克 丝瓜络9克

三诊：瘥矣。神爽而疹透，咳嗽亦减。

太子参9克 生甘草3克 小生地9克 麦冬9克 桃仁6克 杏仁9克

杨师母 壮热烦躁，目赤唇干，喘咳气粗，疹点隐隐，出而不畅。

川芎9克 生甘草3克 蝉衣3克 麻黄4.5克 葛根9

克　生石膏18克　丝瓜络9克　红花9克

二诊：疹见而不多。疹以出为顺，仍宜透解。

桃仁24克　红花9克　当归9克　生大黄9克　炒枳壳6克　葛根9克　赤芍9克　小生地15克　生甘草3克　柴胡6克

三诊：已瘥。

陈青蒿9克　炙鳖甲9克　小生地30克　鲜生地24克　麦冬18克　元参12克　冬瓜子24克　生米仁24克　鲜芦根30克

四诊：将好。

白虎汤加鳖甲9克　小生地24克

按：瘖即麻疹，为肺胃热毒所致，好发于冬春季节，疹色鲜红，疹形匀净，热随疹出而解为顺。麻毒外透应因势利导，既不宜辛温伤阴劫液，更不宜苦寒冰伏其毒。励孩疹出而欠透，故以辛凉透表，托邪外达。杨某成人出瘖，疹透不畅，并见高热烦躁，此乃热毒炽盛，火邪内攻，故用蝉衣、麻黄、葛根透表达邪，川芎、红花活血解毒，生石膏清肺胃蕴热，丝瓜络、生甘草解毒通络，共奏清热透表，凉血解毒之功。麻后伤阴，里热不清，易生他变。故又用增液汤加青蒿、鳖甲等养阴救液，兼搜余邪。

费德森　将出瘖，发热。某医误以为阴虚，用人参、麦冬合六味地黄汤，连进三服，大热不去，神昏烦躁，肌里起红斑。始曰：此瘖也，隐于皮里，须速请范文甫或有可救。适余在申，机遇甚巧。余至其家诊视曰："事急矣！药非我煎不可，须用麻黄1.5克，青葱连头须3条。是日，与徐筱圃君同宿包凤笙家。包乃费之姨丈，竟夕不寐。明日同到费宅。筱圃云：瘖已稍出，昨日药须自煎，麻黄殆三钱（9克）乎？余曰：五钱（15克）耳。闻者吐舌。次日加至24克，青葱8条，至夜发透。后用升降兼施，5日后清火养阴，治11日而愈。

按：麻疹治疗方法不外升降二字。大凡始出时，宜松肌达表，用轻清之剂发之；出后一二日当用发表兼解毒之品和之；

三日九朝之后，乃用凉血解毒，扶元滋阴以养之。费案为麻疹误治不透之险证，当见高热无汗，烦躁不宁，热毒内盛之象。初诊用麻黄合青葱辛散之剂引发之。稍出后，更用大剂宣发，俾内陷之邪热从肌肤透达。麻黄辛温，发汗作用强烈，当时一般医生多畏惧之。而先生则认为麻黄为开肺宣透要药，麻毒内陷，非用重剂不可。故处方时虽佯书五分（1.5 克），待亲自煎药时补为 15 克。固而能使患者从险境中得到挽救。

痰　　饮

陆君　脾阳素虚，失于运化之职，则饮食不化，津液凝滞，而为痰饮。近日寒邪由肌腠而入，引动宿饮。痰气上逆，则气喘时作，不能平卧；营卫失司，则胸中不舒，四肢不和。脉象紧急，苔白而腻，痰如白沫，寒饮内盛之故也。

桂枝 3 克　杏仁 9 克　川朴 6 克　炙甘草 3 克　生白芍 3 克　生姜 3 克　红枣 4 枚

二诊：表邪虽解，痰饮痼疾，尚属难治，痰涎不豁，昼缓夜剧。当以温药和之。

茯苓 9 克　桂枝 6 克　白术 9 克　炙甘草 3 克　半夏 9 克

林玉兰　元气亏乏，阴盛阳衰之体，以致津液凝滞，不能输布全身，留于胸腹，则为痰饮。脉象虚而带弦，苔白而腻。治法以养正扶元为主，温其中气，旺其化源，则饮邪自除矣。拟小建中汤加半夏。

桂枝 9 克　半夏 9 克　白芍 9 克　甘草 3 克　生姜 3 克　大枣 4 枚　饴糖 30 克

邱阿章　痰饮气喘，畏寒肢冷，脉沉而细。肾阳不足，无以温煦，肾气不充，无权气化。病根已深，殊难猝愈。

茯苓9克　白术9克　白芍9克　附子9克　生姜6克　五味子3克

按：痰饮之形成，与肺、脾、肾三脏关系密切。其中脾之健运，尤为重要。因脾阳一虚，水谷精气难以运化，上不能输精以养肺，下不能达肾以化水，水饮停滞，不得宣行，痰饮成矣。陆案为表邪引动痰喘，首用桂枝汤加厚朴、杏仁解表和营，后用苓桂术甘汤加半夏温脾化饮。林案则用小建中汤加味温脾健胃、扶正祛邪。邵案不仅脾阳更虚，而且命门火衰，出现畏寒肢冷，脉沉而细等证，方用真武汤温肾阳、健脾胃、暖三焦、止喘咳。脾肾功能恢复，全身阳气鼓动，气血津液充实，则痰消饮散。

德卿兄　痰饮日久，咳逆短气，动则气喘，舌淡白而有横裂，脉重按无力。元气已虚显然，愈虚则寒愈甚，而痰饮更不易化。

厚附子9克　西党参9克　生冬术9克　炙甘草6克　炮姜6克　生黄芪12克

二诊：药已见效，痰饮痼疾，一时难化。

厚附子9克　西党参9克　炒冬术9克　炙甘草6克　生黄芪24克　桃仁6克　红花6克

按：痰饮为病，阳衰阴盛。饮为阴邪，得阳则化。本案用附子理中汤加黄芪，从脾肾着手，扶正祛邪。二诊原方加入桃仁、红花，盖痰饮病后期多见指甲发青，口唇紫绀，舌边瘀斑，脉来沉涩等瘀血之证。故寓消于补之中，独具巧思，此师古而不泥也。

李右　素有痰饮，新感冬温。

麦冬9克　炙鳖甲9克　姜半夏9克　瓜蒌皮仁各9克　五味子4.5克　泽泻9克　蛤壳9克　小生地9克　炮姜3克

按：此案仅有病名，未详证脉舌。从其所用方药推测，似为肺胀，痰涎内闭，或兼见胸痹痛，当系痰饮重，外感轻之候。见证必发热，咳嗽多痰，胸胁牵痛，大便秘结，其脉或为滑数，舌红，苔白兼黄而微糙。处方以麦冬、鳖甲、瓜蒌皮仁、蛤壳、小生地清化痰火而治外感，姜半夏、泽泻化痰饮而利小便，五味子敛肺气而止咳喘。病痰饮者当以温药和之，故佐炮姜温暖肺脾而壮元阳。

道一兄 项强，痰阻所致。

控涎丹 1.2 克

按：控涎丹为宋·陈无择《三因极一病证方论》中治疗结痰积水瘰疬之有效良方，清·毛世洪《济世养生集》中改名子龙丸，并谓能治“痰塞胸膈上下，胸背手足腰项筋骨牵引灼痛，走易不定，或手足冷痹，气脉不通，并治喉中结气，状如梅核，乍有乍无，冲咽闷绝，及遍身或起筋块如榴如栗，皮色不变，不疼不痒，但觉酸麻，或自溃串烂，流水如涎，诸药不愈，有若管漏，此乃痰滞经络所致，服此丸自能痊愈。”先生用治痰阻项强，即从此中得来。

咳　　嗽

李女 风热犯肺，咳呛痰稠，气喘，舌红，脉滑而数。

桑白皮 9 克　葶苈子 4.5 克　苏子 9 克　黄芩 9 克　海石 9 克　天冬 9 克　橘红 4.5 克　杏仁 9 克　竹茹 9 克

按：《素问病机气宜保命集·咳嗽论》谓：“寒、暑、燥、湿、风、火六气，皆令人咳。”此例是风热之邪外袭，清肃之令失常，热灼津伤。治用清热疏风，宣肺化痰法。

应师母 燥咳无痰，为日已久，口干咽燥，午后潮热，脉细而弱，舌中脱苔。阴虚生热，治颇不易。

生石膏 30 克　麦冬 24 克　小生地 24 克　炒麻仁 24 克　炙鳖甲 9 克　杏仁 9 克　枇杷叶 9 克　清甘草 3 克　肺露 500 克代水

二诊：小生地 24 克　驴胶珠 6 克　生白芍 9 克　麦冬 24

克　生龙骨9克　炙甘草3克　炒麻仁12克　生牡蛎24克　杏仁9克　肺露750克

按：大凡肺阴亏损，肺失滋润之咳嗽，为日已久，其根深，非短期所能奏效。法以甘寒润肺，咸寒清肺，标本兼顾，药中病所。

施根生　寒咳不止。见咳治咳，无人不能。症见咳嗽气喘，痰如蟹沫，腰酸无力，神疲少气，此为肾阳素亏，寒邪直中少阴。如仍与麻杏及止嗽散之属，则犯虚虚之戒。宜温肾阳，散寒湿。

茯苓9克　白术9克　白芍9克　附子9克　生姜6克　五味子6克　细辛0.9克

按：肾阳虚衰，则膀胱气化失司，三焦决渎无权。水不化气，浊阴内滞，复感外寒，肾不纳气，肺失肃降，则痰气上凌，喘咳不止，痰如蟹沫。所以用真武汤加细辛益火之源，以消阴翳；加五味子补肾养心，并纳肺气。肾阳得温，脾气得振，则阴霾去，浊阴退，喘咳诸证自愈矣。

项某　脉沉，舌淡，苦咳。

茯苓9克　炒冬术9克　官桂3克　炙甘草3克　细辛0.9克

按：此案所用为苓桂术甘汤加细辛，是治痰饮以温药和之之法。其加细辛者，温少阴寒水之经，通过苓桂利尿作用，使之从小便而出，并兼以止咳定喘。

松老家人　久咳四、五月，咳声闷而不畅，久治不能愈。邀余治之。余曰，宜服小青龙汤。松云：已试过3帖，无效。余曰：请以冰煎之。松恍然悟曰：善哉此法！依照上法服之，果即见瘥。盖余曾见此人于烈日中大饮冰合水，此咳嗽自天热而起，故投之即见效也。

按：小青龙汤为外散风寒、内除水饮之表里双解方剂，重点在治寒饮喘咳，不论表证有无，恒可酌情用之。该案因吃冰水引起久咳，是故以冰作引药，同气相应，直达病所。

失　音

天童和尚　忽然暴哑，口不能言，以手指喉，又指胸腹，作无可奈何之状。余问陪伊同来和尚，云：此小和尚上山管竹笋，见山上鲜草、鲜果必欲食之。余即以生姜9克、白蜜2匙与之。煎汤3服而瘥，5服安然而愈。问之，果不出所料，误食生半夏之故也。

按：生半夏含有毒性，生食后可使舌、咽、口腔、声带麻木，肿痛，张口困难，严重者可窒息。天童小和尚暴哑，因误食生半夏所致，故先生速以生姜解之。可见医者思路敏捷，诊断明确，则奏效迅速。

朱师母　伤风骤时音哑。外感风寒，侵袭于肺，太阳之表不解，以致邪内及阴分。少阴之脉循喉咙挟舌本，太阴之脉挟咽连舌本散舌下，厥阴之脉循咽喉之后。外邪搏之，则肺实，肺实则音哑，用小青龙汤两解表里，使风寒之邪去，则肺自用矣。又据《素问·阴阳应象大论》“因其轻而扬之”之义，小青龙汤用量除半夏9克外，余皆用0.9克。

桂枝0.9克　生白芍0.9克　炙甘草0.9克　麻黄0.9克　生姜0.9克　五味子0.9克　姜半夏9克　细辛0.9克，开水泡服。

郑右　失音多时，前医皆从阴虚着想，不效。舌淡红，苔白，寒邪客于肺卫故也。

桂枝0.9克　生白芍0.9克　炙甘草0.9克　麻黄0.9克　生姜0.9克　五味子0.9克　姜半夏0.9克　细辛0.9克

夜间开水泡服，复被取汗。

吾友以小青龙汤治伤风失音不效，盖分量依照伤寒论原方。余减其量，泡茶服，则一服即效。不达经旨之义，其为无效也必矣。

按：失音之病，病位在肺，关系到肾。因肺脉通会厌，肾脉挟舌本。肺主气，声由气而发；肾藏精，精足能化气，精气上充会厌，则声从声道而出。故云："肺为声音之门，肾为声音之根。"上二案均由风寒侵袭，内遏于肺，肺气失宣，寒气客于会厌，开合不利，音不能出，以致卒然声哑。"治上焦如羽"，故用小青龙轻剂，宣肺散寒，疗效甚佳。夜间开水泡服，复被取汗，风邪从汗而解，次晨声音即扬。

郁女　苦咽痛，咽干喉燥，失音，舌中脱液，脉细数，肺经有燥热也。

元参24克　僵蚕9克　蝉衣6克　板蓝根30克　象贝9克　麦冬9克　金锁匙吹入喉中

二诊：见瘥不少。

前方再服。

按：肺燥津伤、阴虚火旺之失音，当用养阴润燥、清热宣肺之剂。所用金锁匙方由火硝、硼砂、白僵蚕、雄黄、冰片等药研细末组成。有清热泻火、消痰利咽之功，常用于喉风、喉痧等病。

乳　　蛾

许君　寒包火乳蛾，苦喉痛，喉已白烂，脉紧，舌淡红，苔白。外有风寒，内有郁热，寒不散则火不去也。

淡附子3克　生大黄9克　元明粉9克　半夏9克　生甘草3克　细辛0.9克

二诊：好多。

淡附子3克　生大黄9克　元明粉9克　半夏9克　生甘草3克　细辛0.9克　牛膝9克　板蓝根24克

按：乳蛾即扁桃体炎，常见单侧或双侧扁桃体红肿、化脓，高热不退。一般认为本病多因肺胃之火上升，风热之邪外乘，风火相搏，或是情志内伤，肝胆之火上攻，痰瘀凝滞所致。治疗常用清火泄热，利咽解毒之法。先生则认为，本病不尽属于热毒火盛，而寒包火者亦不少。自拟大黄附子细辛汤以治之，名曰“家方”，用治苔白，舌质不红，脉紧之乳蛾，每一、二剂即收佳效。

俞荫庭 胃火上冲，乳蛾溃烂，见白腐之脓液不少，舌绛苔黄。热势极其猛烈，请高明调治更好。

大生地 30 克 元参 15 克 麦冬 15 克 生大黄 9 克 生甘草 3 克 紫花地丁 12 克

二诊：身热稍退，但此证极重，还须当心。

鲜、大生地各 30 克 生甘草 3 克 象贝 9 克 鳖甲 12 克 杏仁 9 克 板蓝根 15 克 生大黄 9 克 冰硼散吹咽喉

三诊：已瘥。

生大黄 9 克 鲜、大生地各 30 克 板蓝根 30 克 地丁草 30 克 生甘草 3 克 麦冬 15 克 生石膏 18 克 桃仁 9 克

按：乳蛾溃烂，舌绛苔黄，可知其内热壅盛，真阴受灼，故仿增液承气汤之法，清咽利膈，通腑泻热，以存津养液，更加地丁草、板蓝根清热解毒，散结利咽，标本同治。药随证变，获取良效。

胸　痹

沈右 苦胸痹，痛不可忍，为日已久。阳气不运，复受寒邪所致，气机痹阻，故胸痛彻背。拒按是邪实，舌淡红，脉象沉迟，似可温化。

桂枝 6 克 瓜蒌皮 9 克 薤白 9 克 炒枳壳 9 克 生姜 6 克 姜半夏 9 克 厚朴 6 克 陈皮 3 克

二诊：药后胸痹痛好转多。

桂枝 6 克 薤白 9 克 瓜蒌皮 9 克 炒枳壳 6 克 半夏 9 克 厚朴 6 克 陈皮 3 克 生姜 6 克

按：《金匮》云：“胸痹不得卧，心痛彻背者，栝蒌薤白半

夏汤主之。”“胸痹，心中痞气，气结在胸，胸满，胁下逆抢心，枳实薤白桂枝汤主之。”“胸痹，胸中气塞，短气，茯苓杏仁甘草汤主之，橘枳姜汤亦主之。”先生融合上述三方而成栝蒌薤白方，不论气塞短气，气结气痞，或在心下，或在胁旁，凡偏于阴寒上乘，胸阳不舒之胸痹脘痛，俱可用之。俾上焦之寒得宣，三焦之痹自蠲。

俞云章 胸痹痛，喜按喜暖，四时不温，舌苔淡白，阳气虚故也，当以温药补之。

党参9克 生冬术9克 炙甘草9克 炮姜4.5克 淡附子9克 归身9克 生白芍9克

按：本方为《金匮》人参汤加减，用治胸痹偏于虚寒者。是“塞因塞用”之法。先生仿人参汤法又不泥于人参汤，此师古而不泥也。

沈某 苦胸痹，痛已久。历检前方，皆是何生君于《金匮》书中几乎试遍，惜乎无守方工夫，一方服后不即效，即换法试治。殊不知药已对证，病有3日愈者，迟迟有13日愈者。心急换法，反不愈矣！

人参 白术 干姜 甘草

按：久痛属虚，故适用温补之法。所处方药是《金匮》治“胸痹，心中痞气，气结在胸，胸满，胁下逆抢心”之人参汤。药既对证，自应持之以恒，守法守方。不然，杂药乱投，反致延误病机，变证百出。

忻某 胸中嘈杂，寸口脉涩。

旋覆花6克 青葱管3条 茜草6克 桃仁泥3克 当归须3克

按：此案所用为《金匮》旋覆花汤去新绛，加茜草、桃仁、归尾，是消瘀通络之法。叶天士《临证指南医案》胁痛门中有类似病案记载，如“……胁肋脘痛，进食痛加，大便燥结，久病已入血络。旋覆花汤加归须、桃仁、柏仁。”

刘师母 热痉，胸痛老病又作。

山羊血 9 克

按：山羊血为散瘀疗伤之品，用治胸痛，病当为留瘀之患。本案脉舌，应有血瘀之证，故用山羊血以逐瘀止痛。唯本品家养者效果不显，而野产者又很难办到。

胃 脘 痛

萧某 食后胃脘作胀作痛，呕吐嗳气，因吃食不慎所致，已有旬日。舌苔浊腻，良由健运失职，气机不调。拟用宽中行气，消食和胃为治。

六神曲 9 克 麦芽 12 克 山楂 9 克 枳壳 3 克 鸡内金 10.5 克 煅瓦楞子 15 克 陈香橼 9 克 薤白头 10.5 克

按：纵恣口腹，或过食辛酸，或恣饮热酒，复食生冷，均可导致脾胃受伤，气机不畅，运化失常。所用方药仿保和丸法，消食和胃，理气导滞，平稳可法。

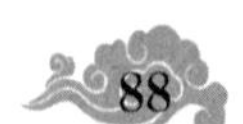

吴成明 脘痛喜按，纳食减少，神疲无力，大便溏薄，舌淡脉弱。中焦虚寒，脾阳不振之证，宜温中健运。

厚附子 9 克 炙甘草 6 克 西党参 12 克 炮姜 3 克 白术 9 克

二诊：厚附子 9 克 党参 12 克 甘草 6 克 白术 9 克 炮姜 3 克 黄芪 24 克 归身 9 克

按：胃脘痛虽有“通则不痛”之治则，但多用于实证，诸如气滞、食积、血瘀等。若见脘痛喜按、神疲乏力、舌淡脉弱之候，则不宜用此法。惟有温中健脾为佳。上证初诊用附子理中汤。复诊加黄芪、归身，即合当归补血汤。由于胃脘虚寒，纳食减少，影响营养吸收，导致全身气血不足；而全身衰弱，气血不足，亦可使脾胃虚寒加重，互为因果。因此在温中健脾方中增入气血双补之品，乃取“阳生阴长”之义。

呕　　吐

张先生　食入于胃，运化在脾，脾升则健，胃降则和。今胃阳不足，不能纳食，脾气不足，不能运食，以致食入反出，胸中闭塞，大便秘结，舌苔白腻，脉象弦细。以胃脉本下行，虚则反逆，用仲景大半夏汤主之。以半夏降逆止呕，参、蜜补虚安中，脾胃调，升降常，呕吐从此可愈矣。

姜半夏 12 克　西党参 9 克　白蜜 2 匙

忌葱。

李享林　食入即吐，胸腹胀闷，神疲力乏，舌淡脉弱，形体瘦削，中阳不振，运化不及，为日太久，恐药不及病也。

姜半夏 9 克　西党参 9 克　陈皮 3 克　生姜 3 克　茯苓 9 克

二诊：厚附子 3 克　党参 9 克　炙甘草 3 克　生冬术 9 克　炮姜 3 克

三诊：瘥矣。虽已不吐，但元虚太甚，当缓缓治之。

厚附子 3 克　党参 9 克　炙甘草 3 克　生冬术 9 克　炮姜 3 克　生黄芪 9 克　归身 9 克

按：胃主受纳，腐熟水谷，其气主降，以下行为顺。若邪气扰胃，或胃虚失和，气逆于上，则发为呕吐。张案脾胃虚寒，不能运化水谷，用仲景大半夏汤，意在温中补虚，和胃降逆。李案食入即吐，舌淡脉弱，为中阳不运，正气较前例更虚，故用温脾扶元法，正复则呕吐自愈。

张师母　情志郁拂，呕吐吞酸，胸闷嗳气，烦闷不安，脉弦，肝胃气不和也。肝气旺，胃气虚，肝气犯胃，升降失常所致。

当归 9 克　柴胡 6 克　枳壳 6 克　生白芍 9 克　炙甘草 9 克　薄荷 2.1 克　丹皮 6 克　茯神 9 克

按：肝气不舒，横逆犯胃，胃失和降，故见呕吐吞酸，嗳气频频。方用《辨证奇闻》之和解汤，疏肝解郁，调和肝胃。

郁　　症

陈右　面容憔悴，郁郁不欢，悲忧善哭，时时欠伸，脉象微弱而细，舌红少苔。此产后营血暗耗，不能奉养心神之故，名曰脏躁。

炙甘草 6 克　红枣 10 枚　怀小麦 30 克

二诊：心神不宁，不寐，余详前。前法不更改。

炙甘草 9 克　红枣 10 枚　怀小麦 30 克　枣仁 9 克　麻仁 12 克　茯神 9 克　肉苁蓉 9 克

三诊：药后见瘥。

炙甘草 6 克　红枣 6 枚　怀小麦 30 克　生地黄 12 克　当归 9 克　川芎 6 克　白芍 6 克　花粉 9 克

四诊：舌翻红润，脉亦有力些。

生地黄 12 克　当归 9 克　川芎 9 克　赤豆 12 克　甘草 9 克　怀小麦 30 克　大枣 6 枚　红花 6 克　桃仁 6 克

按：《金匮》谓："妇人脏躁，善悲伤欲哭，象如神灵所作，数欠伸，甘麦大枣汤主之。"本病多由心血虚少以及肝气郁抑所致。经云："肝苦急，急食甘以缓之。"本案产后脉象微细，舌红少苔，乃心肝血虚。用甘麦大枣汤为主养心宁神，补肝益血。四诊时大有好转，舌红润，脉亦有力，气血有恢复之兆，故守前法，安神补血，再加桃仁、红花活血，以助长生气，所谓"血旺神乃安"。

郁师母　月事不行三月，胸闷而善叹息，心悸不寐，入寐则梦，病来如神灵所作，脉弦涩，皆是血府有瘀所致。作虚证治，则误矣。

当归 9 克　生地 12 克　桃仁 9 克　红花 9 克　甘草 3 克　枳壳 6 克　赤芍 9 克　柴胡 9 克　牛膝 9 克　川芎 6 克

按：郁证是由情志不舒，气机郁滞所致。或见心怀抑郁，情绪不宁，胁肋胀痛；或见易怒善哭；或咽中如有物梗，失眠多梦等证。《丹溪心法》云："气血冲和，万病不生，一有拂郁，诸病生焉。故人身诸病，多生于郁。"本案乃由气郁逐步导致血瘀，故见经闭、脉涩。胸闷叹息，少寐多梦亦是气血逆乱而成。用血府逐瘀汤活血疏理，方证相合，疗效可以预卜。

丁全兴 病梅核气，方书名炙脔，咽中如有物梗，咽之不下，吐之不出。其实是湿痰结成，半夏厚朴汤。

半夏9克 厚朴9克 苏叶9克 茯苓9克 生姜3克 大枣4枚

二诊：较前稍瘥。

原方再服。

三诊：详前。已有效，将愈。

原方再服2贴。

按：咽中如有炙脔，咯之不出，咽之不下者，即今之梅核气病也。此病得于七情郁气，凝涎而生。故用半夏、厚朴、生姜辛以散结，苦以降逆；茯苓佐半夏以利饮行涎；紫苏芳香，宣通郁气；大枣之甘，以和之缓之。俾气舒涎去，则病自愈矣。

黄 疸

林右 湿热黄疸，为日已久，根已深，不治必死。死中逃生，勉用峻剂。

豆豉9克 生大黄12克 枳壳9克 海金砂9克 黑山栀9克

二诊：泻下数次，黄疸稍有减退，乃是好象。

甘草3克 生大黄9克 黑山栀9克 枳壳9克 豆豉9克 胡连3克 鸡内金9克

三诊：黄退不少，病有动象。

柏子仁9克 陈皮3克 车前子9克 白芍9克 鸡内金9克 当归9克 茯苓9克 山栀9克 柴胡9克 胡连3克

甘草 3 克

按：《金匮要略》曰“酒黄疸，心中懊憹，或热痛，栀子大黄汤主之。”是案病情迁延，湿热内结，病根深而病势危。故急用《金匮》栀子大黄汤加海金砂，破结泄热，退黄除烦。三诊已瘥，乃用逍遥散加减，疏肝理气，清热化湿。

黄裕兴　湿热黄疸，脉沉滑，苔白而腻，面色黄而灰，指甲亦黄。切忌油腻、生冷、水果，又当速治，缓则恐生变端。

桂枝 9 克　猪苓 9 克　茯苓 9 克　泽泻 9 克　生茅术 9 克　绵茵陈 30 克

董富荣　黄疸初起，色鲜明，是内有湿热熏蒸之故。腹满便秘，理当下之。

生大黄 9 克　元明粉 9 克　川朴 4.5 克　淡豆豉 9 克　黑山栀 9 克　茵陈 30 克

按：《伤寒论·辨阳明病脉证并治》曰：“伤寒七八日，身黄如橘子色，小便不利，腹微满者，茵陈蒿汤主之。”《金匮要略·黄疸病》云：“黄疸病，茵陈五苓散主之。”两案均是湿热黄疸，黄案湿重于热，故用茵陈五苓散化湿利水，俾湿热之邪从小便中去。董案热重于湿，用茵陈蒿汤加味清热泻下，除湿退黄。先生善用古方，而又灵活化裁，药随证迁，于此可见一斑。

痢　　疾

圆通和尚　腹痛下痢，里急后重，痢下赤白，湿热痢疾也。清浊淆乱，升降失常故尔。

柴胡 6 克　白芍 6 克　甘草 6 克　枳壳 6 克　薤白 30 克

二诊：痢下见瘥。四逆散加薤白 30 克。

按：湿热之邪，壅滞肠胃，气机不畅，传导失司，则见腹痛，里急后重；湿热下注，脉络受伤，可见下痢赤白。方用柴胡、枳壳疏肝和脾，理气导滞；白芍、甘草行血和营，缓急止痛；薤白通阳温中，下气化滞，治痢功同大蒜。薤白四逆散配伍精当，用治湿热痢疾，每多获效。

邵老婆婆 湿热郁久成热痢，已一月有余。体疲乏力，脉细而数。前医以肉蔻、诃子、扁豆类治之，痢愈加重，腹痛，痢下皆是紫黑脓血，日下50余行，烦热口渴，病势极危。

白头翁9克 北秦皮9克 黄柏9克 川连9克 驴胶珠9克

二诊：下痢稍减，津液愈耗，舌已见糜，虚甚之故也。

白头翁9克 北秦皮9克 川连9克 黄芩9克 麦冬9克 人参9克 霍山石斛12克

三诊：渐瘥，守前法。

白头翁9克 北秦皮9克 川连9克 黄芩9克 人参9克 霍山石斛9克 麦冬9克

四诊：痢下继续好转，脉仍细弱，舌红少苔，面色少华，元虚一时难复也。

莲子肉9克 人参9克 五味子9克 麦冬9克 枸杞子9克 枣仁9克 川连6克

按：古人云：“痢无止法”。痢疾初起之时，决不可用堵涩之剂。不然，必致垢污不除，热毒不祛，留积肠胃，犹闭门留寇，当有不测之虞。清热燥湿、凉血解毒才是正法。久痢之后，多致气阴两伤，故痢后切忌温补之品。是案用生脉散加枣仁、枸杞子等甘柔和血养液之药，以善其后，方药主次分明，治法井然有条。

陈阿三 湿热痢疾，里急后重，痢下白冻甚多，苔白腻，用苦参七味方。

苦参9克 陈茶9克 焦山楂9克 葛根9克 陈皮3克 赤芍9克 麦芽9克

二诊：将愈。

苦参七味方

按：本方先生称为苦参七味，出自《医学心悟》。该书云："古人治痢，多用坠下之品，……所谓通因通用，法非不善矣。然而效者半，不效者半，其不效者，每至缠绵难愈。……因制治痢散以治痢症。初起之时，方用葛根为君、鼓舞胃气上行也；陈茶、苦参为臣，清湿热也；麦芽、山楂为佐，消宿食也；赤芍药、广陈皮为使，所谓'和血则便脓自愈，调气则后重自除也'，制药普通，效者极多。"先生每用本方治痢下赤白，对白冻多者甚效。

周四寿兄 久痢，邪正并虚。

生黄芪30克 滑石9克 白糖2撮

按：此案所用为《医林改错》保元化滞汤，治元虚久痢，有特效。盖黄芪有升清降浊，固卫阳，排肠垢之效；滑石能宣毛窍，化伏湿，而使邪下行；白糖则和中补虚。药虽仅三味，能统治三焦。若久痢而见胸闷、腹满、舌苔黄厚腻粘，则非本方所宜。

慈城张某 患痢疾已数月，前医作湿热，愈治中气愈陷，日久气虚欲脱，肛门下坠，卧床不起，势频于危。延余诊治，处方保元化滞汤，用生黄芪60克，滑石30克，白糖30克。2帖痢减。继之，进补中益气汤全方，重用黄芪、党参、升麻、柴胡。病者因出诊费用昂贵，询问是否可以多服几帖？余介绍当地名医郑纯甫先生诊治之。并告知证属气虚脾弱，大忌消导之品，以免耗伤元气，必须重用大剂补气扶元之药为要。郑诊治之后，仍用原方，略减参、芪用量，并参以广木香，砂仁。2帖之后，胸腹反觉不舒。郑再诊，认为余湿未尽，再减升提补气诸药之量，略加枳壳、泽泻，又服2帖。后重肛坠之症增剧，再请余至慈城诊视。余往，仍用大剂参、芪、升、柴。服药数剂，诸恙若失，已如常人矣。

蒋老太太 痢下赤白，为重药所伤，日下10余次，每日但进米粥几匙。脉沉而细，脾肾虚寒，关门不利故也。

诃子肉9克　炮姜3克　白术9克　甘草3克　党参9克

二诊：见效，尚需温补。

人参3克　南枣1枚　莲肉3粒（蒸熟服）

按：《景岳全书》云："凡治痢疾，最当察虚实，辨寒热，此泻痢中最大关系。"上二例均是元虚久痢之候，惟用大剂补益，方能生效，前医不识，致犯"虚虚之戒"。张案久痢不愈，元虚邪恋，脾虚已极，中气砥柱无权，积湿无从宣化，非补脾利湿不治。保元化滞汤，出于《医林改错》，具升脾阳、排肠垢、化伏湿、利小便之功，药仅三味，功效专一，用治脾阳不运，寒湿内停，元虚久痢者，堪称良方。蒋老太太案乃是脾阳不振，寒湿滞留，更兼高年体衰，攻伐太重，以致关门不利。初用温中散寒，健脾化湿，涩肠止泻法，痢下得止。后用扶元益脾，以旺其生化之源，亦为善策。

沈老婆婆　下痢胃绝，切宜忌食，以候胃气。舌淡而润，上有痰阻，故咳而呕。

当归18克　白芍18克　槟榔3克　甘草3克　车前子9克　炒枳壳9克　炒莱菔子9克　吴茱萸3克　姜川连3克　桂枝3克

按：本案下焦病痢，中焦胃绝，上焦痰咳，皆脾虚气弱所致。先生用自订归芍六味汤合左金丸治之，亦因势利导之法也。归芍六味汤，即《石室秘录》之"痢下通用方"。方中当归性滑，痢症最宜其滑；芍药味酸，入肝以平木，使木不致乘脾；又有枳壳、槟榔消逐内滞之湿热；车前子分利水湿而不耗真阴；用莱菔子，能消痰去湿，又通达气机，于本案更为相宜。先生用此方，妙在重用归、芍，一般用18～30克，有竟用60～90克而取佳效者。

泄　泻

上海一名贾　年30余，形气壮实，饮食如常，而苦于泄泻，日 5、6 次，已五月余。遍历名医，投清利、峻攻、固涩、温脾、温肾之剂皆无效果。邀余至上海往诊。余按其脉，右寸独紧，其余皆平，呼吸略气促，便意迫急。余曰：此乃肺移热于大肠之候也。肺与大肠相表里，肺有余热则下移大肠，大肠受之，则为暴注下利。前医治病，未求其本，故而不效也。投以麻杏石甘汤，麻黄用 9 克。药后当夜得微汗，次日余按其脉，右寸转平。告曰："此将愈之兆也。"果然，即日泄泻停止。五月之病，安然而愈。

按：上案右寸脉独紧，呼吸气促，此乃邪袭于肺，肺气闭阻之候。肺热下移大肠，则泄泻不止。先生根据"肺与大肠相表里"之理论，用辛凉疏达，清肺泄热之法获愈。独具匠心，允称至当。

一人脾虚泄泻，一年有余，诸方不能效。余忆及《池上草堂笔记》有干荔枝能治愈久泻之说，试服果效。始煎 12 枚，渐加 24 枚，服药 1 月，竟愈。

按：荔枝有健脾益胃之功。《玉楸药解》云："荔枝，暖补脾精，温滋肝血，功同龙眼。"《泉州本草》谓："治老人五更泻，则更佳。"

陈阿瑞　患泄泻年余，时溏时泻，日三、五次。每于饭后欲便，肛门重坠，胸腹胀满。前医皆用理气疏肝、补肾固涩、健脾和胃皆不效。其实，此胀虚气填塞之故也。肛门下坠，中气下陷也。宜用益气升清，健脾扶元。

黄芪 30 克　白术 15 克　陈皮 3 克　升麻 6 克　柴胡 6 克　党参 9 克　甘草 3 克　当归 6 克

二诊：好多，大便日 1、2 次。

黄芪 45 克　白术 15 克　党参 15 克　柴胡 6 克　升麻 6 克　甘草 3 克　陈皮 3 克

三诊：将愈矣，守前法。

黄芪 30 克　白术 15 克　党参 15 克　柴胡 6 克　升麻 6

克　甘草3克　陈皮3克　淡附子6克

按：泄泻日久，出现肛门重坠感，腹部胀闷等证，是由中气下陷，故用补中益气汤温脾益气，升阳举陷。此外，肾阳不足，则不能温煦脾阳，脾阳久虚，亦可累及肾阳，故在三诊中增入淡附子，温补脾肾，加强生发之功，庶不变生枝节。

一人苦于肾泻，看遍名医，花钱无数，年半不愈，舌绛而脉弦，召余诊。余查本草，其中记述：有一孝子为其老父患肾泻而苦恼，祷告诸神，是夜，梦神告之曰独服海参可愈，试之果验。此法借神托梦，虽属荒谬。而海参补肾益血，可治泄泻，不妨试之。余劝其煨服红旗海参，未服半斤而愈。

按：《本草纲目拾遗》云："海参生百脉血……治休息痢"。上例久泻舌绛脉弦，已伤及肝肾，故用海参养肝、补肾、止泻而收良效。

霍　乱

秦师母　吐泻大作，如米泔水，螺瘪汗出，脉伏肢冷，气息低微，人事昏昏，此阴寒之时疫也。若服寒凉之剂，则不可救矣。阴霾弥漫，真阳欲脱，危在顷刻，急服回阳之剂或有可救。

厚附子15克　党参30克　甘草12克　姜炭12克　伏龙肝30克　桃仁6克　红花6克

二诊：吐利止，厥亦回，脉细而弱，将愈矣。

淡附子9克　党参15克　白术9克　甘草3克　炮姜3克

按：乙丑年（1925年）霍乱暴发流行，死者不计其数。是证四肢厥冷，冷汗淋漓，脉伏，吐泻如米泔水样而无秽浊臭气，证属阴寒为患，阳光将熄。故用大剂急救回阳汤，回阳救急，以挽残阳。本方出自《医林改错》，专为霍乱亡阳而立。先生用本方救活阴证霍乱患者甚众。

李君 素有郁热，复感时邪，时疫交作，涌利呕吐，腹痛绞肠，舌苔黄腻，脉濡而数。濡则为湿，数则为热。湿热壅伏，治宜清化。

黄芩 30 克 焦山栀 15 克 蚕砂 30 克 豆豉 9 克 半夏 9 克 橘红 6 克 蒲公英 30 克 鲜竹茹 30 克 黄连 9 克

二诊：大瘥。黄芩定乱汤全方再服 1 帖可也。

按：本例为湿热之邪壅遏中焦，病势暴急，吐泻交作。当见泻下臭秽，头痛烦渴，小便短赤，舌红苔黄等证。方用王孟英氏黄芩定乱汤，清热泻火，化浊辟秽。

小沙泥街郑姓子，时疫发作。其父嘱其长子延余。余出诊去，寻得。路遇门人王庆澜，庆澜劝余速去诊，伊亦同往。入门，见患者僵卧在堂，准备后事矣。其父曰：甫一吐一泻即死。言毕泪如雨下。余曰：如此之速，当视之，以备后之病者。即捻其手尚温，而鱼际有脉。余曰：尚未死。盖热极闷死也，姑救之。以新汲井水四大桶，置身于空缸中，用冷水灌其顶，灌三桶，突然开口呼冷而活。再用黄芩定乱汤治之而愈。冷水灌顶，本李士材法，余借用以治热疫。

陈师母 涌利空呕，面青转筋，此乃时疫重症。当先治其病，虽有胎孕亦不顾也。

连翘 9 克 桃仁 15 克 红花 9 克 甘草 6 克 枳壳 9 克 赤芍 9 克 柴胡 9 克 生地 24 克 当归 9 克 葛根 9 克 蚕砂 30 克 鲜水芦根 30 克

二诊：时疫已解。

当归 9 克 桂枝 6 克 白芍 12 克 甘草 3 克 生姜 3 克 大枣 4 枚 饴糖 30 克

癸亥年（1923 年）七月，时疫大作，解毒活血汤三、四帖。但服头汁，二汁作水，即煎二帖，仅服头汁，如是四帖而愈。此是热证，用紫雪丹、石膏之类已毙数人。其理譬如炭火聚于一盆，冷水倒下，火非不熄，热气上炎，肺先受之，肺被炙烂则死矣。此方譬如铁耙拨火，散开火力，使之渐缓，不能作祟。其理如此。

按：解毒活血汤出于王清任《医林改错》。王氏认为，霍乱乃是瘟毒烧灼血液，壅塞气血通路，气机窒塞，升降格拒，清浊相淆，发为吐泻。故霍乱初起，正气未伤者，用解毒活血汤清热解毒，凉血活血，效如桴鼓。

《素问·六元正纪大论》对妇人孕期用药指出："妇人重身，毒之何如？岐伯曰，有故无殒，亦无殒也。"本案虽身怀胎孕，又患霍乱重证，先生根据"有故无殒"的原则，急用解毒活血汤治其病。二诊时疫已解，即以当归建中汤养血安胎。

疟　　症

陆右　寒战壮热，面赤口干，舌红苔腻。暑湿化疟，间日而作。

藿香 9 克　川朴 9 克　柴胡 9 克　白芍 9 克　枳壳 9 克　甘草 6 克　草果 9 克

二诊：已瘥。藿朴四逆散加草果。

赵大嫂　疟日二、三发，舌淡红，脉沉而短，寒邪盛故也。

桂枝 4.5 克　柴胡 6 克　炙甘草 4.5 克　半夏 9 克　生姜 4.5 克　红枣 6 枚

按：疟症以寒战壮热，间息而作为主证。多因夏秋感受疟邪所致。《素问·疟论》云："疟之始发也，先起于毫毛，伸欠乃作，寒栗鼓颔，腰脊俱痛，寒去则内外皆热，头痛如破，渴欲饮冷。"陆案感受暑湿，故用四逆散和解达邪；藿香、川朴芳香化浊，理气祛湿；草果燥湿截疟。赵案舌淡，脉沉而短，寒邪较盛，阳气受遏之故。所以用桂枝汤解肌散寒；半夏和胃降逆；柴胡治疟祛邪。组方独具匠心，值得借鉴。

徐师母　寒多热少，此名牝疟。舌淡白，脉沉迟，痰阻阳位所致，下血亦是阳陷也。秽浊蟠踞于中，正气散失于外，变端多矣。其根在寒湿，方拟蜀漆散。

炒蜀漆 9 克　生龙骨 9 克　淡附子 3 克　生姜 6 克　茯苓 9 克

按：《金匮》云："疟多寒者，名曰牝疟，蜀漆散主之。"尤在泾云："疟多寒者，非真寒也，阳气为痰饮所遏，不得外出肌表，而内伏心间。心，牝脏也，故名牝疟。"先生拟方用《金匮》蜀漆散去云母，加附子、生姜、茯苓。凡逢寒痰阻遏，舌淡白，脉弦迟者，辄投之，屡获良效。

郑阿金　温疟多汗，寒少热多，头痛口渴，虽热甚无妨。

桂枝 6 克　生石膏 30 克　知母 9 克　甘草 3 克　粳米 1 撮

某子　疟久伤元，而热不退，时欲厥，松馆先生治方用白虎加象贝之类不愈。召余，余即于其原方除脱加味药，入党参 15 克，合成人参白虎汤。一服瘥，二服霍然。盖药方须取纯耳，最忌杂也。药杂而互相牵制，力反弱也。松老于医，功夫非不深，而好参己见于古方中，故而不效。

按：寒少热多，或但热不寒之疟，名曰温疟。多是素体阳盛，复感疟邪，盛夏伤于暑，暑热内蕴所致。郑案用白虎汤清热泻火，桂枝透表达邪。某案亦为温疟，本可用桂枝白虎汤，但前医用白虎汤加其他杂药，以致药性牵制，治疗无效，邪热内盛，灼津伤液，正气虚弱，时时欲厥。故用人参白虎汤清热生津，二服而愈。

何人鳌　久疟前医皆以柴胡、白虎类治之，无效。壮热不退，自汗出，神疲乏力，求诊于余。投以参、术、归、芪、柴、夏、陈、草。何君问曰：此方可服几帖？答曰：可服 30 帖，直至有百余帖。何君依言而服，五帖后壮热退净，10 帖后精神渐复，30 帖后，精神更胜于平时。何君曰：我服药多年，无诊治一次而获效如此之高。后逢人称道之。

诊余，余将此案详告门人：古人云：甘温退大热。此人浊阴满布，虚阳外越，而生内热，余不过遵经文之旨而投以甘温而已，别无新意。其效如此者，夫内难二经岂不可熟读也哉！

一人疟日三、四发，大汗不止，气将脱。余曰：此冬不藏精也。处方以柴胡 9 克　党参 9 克　白术 9 克　当归 9 克　黄芪 9 克　炙甘草 3 克。一服汗止，两服一日 2 发，四服一日 1 发，10 日后愈；方不更而愈此疾，可喜也。

按：疟症日久不愈，正气虚弱，寒热时作，神倦无力，自汗少食，面色萎黄，舌质淡白，脉细无力，此曰劳疟。常因素体不足，或因失治，以致正虚无力达邪。上二案遵《内经》“劳者温之，损者益之”之义。方用补中益气汤出入，升补清阳、提挈中气，甘温退热，扶正祛邪。服药十余剂，疟症全愈。

水　　肿

一人四肢头面皆肿，且痛不可忍，几欲死。寒热，苔白，脉似沉数，又似沉涩，旋即见洪大，决其为风水。用越婢汤治之，麻黄用 9 克，药后得瘥。复诊守前方，方用半分量，反剧。余曰：此乃是药不胜病也。又改用全分量，方中重用麻黄至 18 克，又瘥。服 5 帖而全愈。

周台林　风水，遍身浮肿。肺为风邪所袭，则不能通调水道，下输膀胱。风水相搏，发为水肿，越婢汤。

麻黄 6 克　生姜 4.5 克　炙甘草 3 克　生石膏 12 克　红枣 6 枚

二诊：牛膝、泽兰、米仁各 9 克加入前方。

三诊：见瘥，小便增多，浮肿见退。

济生肾气汤全方

按：水液运行，赖肺之通调，脾之转输，肾之开阖，因而三焦能够决渎，膀胱得以气化畅行，使小便通利。上两案均为风邪袭肺，肺失宣畅，不能通调水道，下输膀胱，以致风遏水阻，风水相搏，流溢于肌肤，发为水肿。本为外邪侵袭造成，脉多见浮紧或浮数，但肿势严重，阳气被遏，故见沉脉。《金匮》指出："诸有水者，腰以下肿，当利小便；腰以上肿，当发汗乃愈。"故用越婢汤宣肺泄热，利水消肿。若病情较重，方中麻黄用量则需加大。以增强发汗利水之功。

楼小鸿　痰喘老病，今加浮肿。脉伏，舌淡白无神。

厚附子 9 克　生於术 9 克　茯苓 9 克　姜半夏 9 克　怀牛膝 9 克　生白芍 6 克　麻黄 3 克

按：此案患者老病痰喘，新病浮肿，并可有不少见症，成上喘、中胀、下癃闭之势。其脉伏，舌淡白无神，则为元阳衰竭之证，是三焦俱病、本虚标实之候。处方宗"开鬼门，洁净府"经旨，用麻黄发汗定喘；附子强心利尿；术、苓、夏健脾运，化痰饮；白芍破滞气。苓、附、术、芍合用为真武汤法，具救元阳、镇肾水之功。加牛膝，乃仿济生肾气之意，既能下行利尿，又能定喘及引药下达，是治老年肾虚痰喘之良法。

王　头面先肿，次及遍身，舌淡，脉滑。

桑白皮 12 克　生牡蛎 24 克　蜀漆 9 克　海藻 9 克　泽泻 9 克　瓜蒌根 9 克　姜半夏 9 克

按：此案所用为《伤寒论》牡蛎泽泻散加减，方中以桑皮易商陆，半夏易葶苈，药性平稳，而其效则相仿。

消　　渴

傅老婆婆　消渴症。

大生地 24 克　山萸肉 12 克　怀山药 12 克　百合 12 克　泽泻 9 克　茯苓 9 克　贝母 9 克　天花粉 15 克

按：此案所用方药，从六味地黄丸化出，其中凉润之品，具清养肺金之功，合乎金生水之义，是肺肾并治之法。

老澄兄　脾胃为水谷之海，生气之源。真火者，胃得之则戊土降，脾得之则己土升，真阳一馁，久之，而中消之疾成矣。溺有糖分，脾之味下泄也。脉沉弱，苔薄白，舌不红，消瘦无力，多食善饥。

生黄芪 30 克　陆水桂 3 克　生白芍 12 克　炙甘草 4.5 克　小生地 15 克　麦冬 12 克　生姜 3 克　红枣 6 枚

二诊：见效。

附桂八味丸，每日 30 克，用人乳一杯吞服。

按：中消之证，多谓胃火炽盛，火热伤津所致。先生则认为，肾阳虚衰，脾胃不得温煦，无力运化水谷精微，以致从溺下泄，亦可引起本病。是案用黄芪建中汤温中健脾；加麦冬、生地黄滋养津液；饴糖味过甜，故去之。《类证治裁》谓："脉经曰'心脉微小为消痹。'可知证多阳虚，而火多假火。故治三消者，必定其脉气、病气、形气，但察本源亏竭及假火证，当速救根本，以滋化源，勿专以清火为急。"消渴属慢性病，非短期能愈。中消、下消往往虚实互见。症状见瘥之后，改用金匮肾气丸温阳滋肾以扶其本。人乳亦可治消渴，《中药大辞典》谓："人乳能补血润燥，治虚劳羸瘦虚风瘫痪，消渴"等症。

严康懋　患糖尿病，此消渴症也，中医书中多有之，当用隔一隔二治法。并劝其慎房室，慎饮食。不听，吃大菜，喝汽水，云愈冷愈好，后甚至绝粥饭。余窃笑，后必生他变也。惜终不觉悟，有力莫助，可叹可恨！

川百合 30 克　生黄芪 12 克　天冬 12 克　麦冬 12 克　小生地 24 克　泽泻 6 克

按：本病治疗需依靠一定药物外，更需自我保养，诸如避免过度精神紧张，节制性欲，饮食宜适当控制，禁忌辛辣刺激之品。《备急千金要方》曰："治之愈否，属在病者。若能如方节慎，旬月而瘳，不自爱惜，死不旋踵……其所慎有三，一饮酒，二房室，三咸食及面。"若不听医生劝告，不测之祸，在所难免。

痿　症

陈舜年　两足痿躄，不能任地，因走路过多，伤气起病。本质薄弱，气一亏而血亦虚损，筋失所养，肾阴亦虚，不能生髓，髓不充骨，故不能行走也。只是病所虑者，大肉已脱，脉不振指，乃是气血大亏。非气血双补不能治也。

大生地30克　生黄芪60克　归身9克　生冬术9克　茯苓9克　真阿胶6克　白芍9克　桃仁9克　红花6克　地龙9克　炙甘草3克　桂枝3克　生姜6克　红枣6枚

二诊：有效。

生黄芪60克　陆水桂2.4克　归身9克　阿胶9克　地龙9克　补骨脂9克　桃仁6克　红花3克　巴戟肉9克　附子3克　炙甘草3克

三诊：舜年之病又见瘥。痿者萎也，如草木之枯萎。肝得血则筋舒，肾得养则骨强，宜益气血，补肝肾。

黄芪45克　西党参12克　归身9克　冬术9克　白芍15克　茯苓9克　淡附子6克　炙甘草3克　巴戟肉12克　淡苁蓉9克　补骨脂9克

四诊：病情大有起色，能自已站立。此方再服廿帖，则可以走矣。以后再服牛筋1付。

巴戟肉12克　补骨脂9克　党参12克　生白芍15克　炙甘草4.5克　淡附子6克　茯苓9克　归身9克　生黄芪60克　陈皮3克　地龙6克

按：《临证指南医案》曰："盖肝主筋，肝伤则四肢不为人用，而筋骨拘挛。肾藏精，精血相生，精虚则不能灌溉诸末，血虚则不能营养筋骨。"本例痿症，乃是久行伤气，气血双亏；且本质薄弱，肝肾亦虚，因而无力充髓、养筋，发为痿躄。初诊用十全大补汤合补阳还五汤加减，双补气血，通络养筋。

二、三诊均以养气血、补肝肾、强筋骨，从根本着手，使津液气血充足，筋脉肌肉得其营养，使病情渐趋痊愈。嗣后，用血肉有情之品，以筋补筋。筋脉得养，可望步履如常矣。

血　症

元甫兄　咳呛吐血，间息而作，已有月余。脉沉而涩，舌微红，面有滞色，非一派凉药所能了事，以血得凉而路路有瘀，既瘀，未有不吐血者也。如褚澄云：用童便者，百无一死，用凉止者，百无一生。以童便有破血之性也。推此之意，于古法近似。如吐血属身热，热伤络道，迫血妄行，宜当别论。

桃仁9克　象贝9克　红花9克　赤芍9克　当归9克　小生地9克　炙甘草3克　柴胡9克　川芎9克　怀牛膝9克　炒枳壳6克

二诊：服前药，咯血渐止，而脉尚沉涩，离经之血以祛净为要。

血府逐瘀汤再服。

按：脉沉而涩，面有滞色，均为内在血瘀之明证。瘀血不去，血不循经，因而咳呛吐血间息而作。若再用寒凉止血之剂，血得凉则凝，使离经之血反而阻滞经络，吐血因而加剧。唐容川《血证论》云："吐衄便漏，其血无不离经，凡系离经之血，与营养周身之血已睽绝不合……此血在身不能加于好血，而反阻新血之化机。"方用血府逐瘀汤加减，以去除离经之血，瘀血去则咳呛吐血必自止也。

林立生　吐狂血盈盆，脉沉，舌淡白，气虚血脱之候。温则生，寒则死，生死自取。

西党参24克　冬术30克　姜炭6克　炙甘草9克　附子9克　茯苓9克　童便2杯

二诊：吐血已减。

厚附子 9 克　党参 15 克　白术 15 克　甘草 6 克　炮姜 6 克　三七 3 克　真阿胶 6 克

三诊：血止。

附子理中汤加当归 9 克

徐　苦吐血已久，未能治根。又苦咳嗽，痰粘，音将哑。吐血多时，宗气必虚，戊、己二土先为牵及，以致升降失调。而医者见出血，即动用凉血、止血之品，急于治标。殊不知血因之而停滞成瘀，瘀血愈多，则更不能除根，此后图治，温和则活，今将音嘶，不得不兼顾之。津液稍滋，急治其根本。

百合 12 克　姜半夏 9 克　小生地 12 克　生白芍 9 克　姜炭 3 克　五味子 2.4 克　淡附子 3 克　鸡子清 1 只

二诊：脉沉而芤，沉则为寒，芤则为虚，虚寒相搏，理当温和。

淡附子 3 克　党参 9 克　归身 4.5 克　姜炭 3 克　炙甘草 3 克　姜半夏 9 克

三诊：温热药能受，尚有办法可想。先从脾胃入手，以居中土，土能生金，音亦能开。

淡附子 3 克　党参 9 克　归身 9 克　姜炭 6 克　炙甘草 6 克　姜半夏 9 克　侧柏炭 6 克

四诊：血已止。

理中汤诸药各 9 克，加淡附子 3 克。

按：吐血属阴虚血热者固多，然阳虚挟寒者亦不少。古人云："阳虚者阴必走"，故温补中焦，亦是治疗血症之根本大法。《三因方》谓："理中汤能止伤胃吐血者，以其功最理中脘，分利阴阳，安定血脉"；"血得冷则凝，不归经络而妄行者，其血必黯黑，其面色必白而夭，其脉必微迟，其身必清凉，不用姜桂而用凉血之剂，殆矣！"可见理中汤是古人治疗虚寒性血证常用之方。先生在此基础上再加附子，取其温中扶阳以止血，并有急救衰脱之功。若不知其所因，误用寒凉，必血凝气阻而危殆立至矣。

童便治吐血，古人多用之，汪调生《望花志果》说："……有为群刑杖手者……每浸久，虽杖至血肉狼藉，不致糜烂。"《诸症辨疑录》云："诸虚吐衄、咯血，须用童子小便，其效甚速。盖溲溺滋阴降火，消瘀血，止诸吐血，衄血。"先生用童便，乃取其祛瘀生新之功也。

孔师母　吐血频频，其色鲜而红，舌质红绛，脉弦而数，胸闷气闭，血府有瘀，瘀久化热，热逼则吐血，自然之理也。

大生地 30 克　大熟地 30 克　丹皮 9 克　参三七 9 克　荆芥炭 3 克

二诊：服昨方，吐血见瘥。守前法。

前方再服 1 剂。

按：《济生方》认为吐血多因血热所致。"夫血之妄行也，未有不因热之所发。盖血得热则淖溢，血气俱热血随气上，乃吐衄也。"本例是热盛损伤阳络，故见血色鲜红，舌质红绛，脉弦数。所用方药先生命名为"生熟地方"，是他治疗血热妄行所致吐血的验方，具凉血滋阴、祛瘀止血之效。

王康年　温病热极，迫血妄行，吐血满碗，舌红苔黄，腹满便秘，非泻其火、撤其热不可。

元明粉 12 克　生大黄 9 克　元参 12 克　川朴 3 克　炒枳壳 6 克　麦冬 24 克　鲜生地 24 克　小生地 24 克

按：李东垣曰："血从气上越出口窍，法当补阴抑阳，使其气降则血归于经也。"本例是温热之邪燔灼于里，热伤阳明血络，迫血妄行而致吐血。故以增液与泻下同用，泻其热、凉其血，则吐血自止。

春生兄　吐血时用凉药止血，以致吐血时作时止，脉沉而涩，血府有瘀滞也。

当归 9 克　生地黄 12 克　桃仁 9 克　红花 6 克　甘草 3 克　枳壳 6 克　赤芍 9 克　柴胡 9 克　川芎 6 克　牛膝 9 克

二诊：见效

台党参9克　冬术9克　甘草6克　淡附子6克　姜炭4.5克

按：所用方药为血府逐瘀汤去桔梗。因前医用寒凉之剂太过，以致寒滞血瘀，血反不得止。先生治吐血常强调，体内瘀血未净，切不可用寒凉止血药。凡吐血见黯红、血块多，舌有瘀斑，青紫色，当考虑内有瘀血。用祛瘀活血药治之，每获良效。

邵兴元　牙衄不止，舌红，脉数，唇干口臭。胃火炽盛，迫血妄行也。

鲜芦根30克　小生地12克　元参12克　藕节炭12克　黑山栀9克　白茅根30克　生石膏30克　生大黄9克

按：《临证指南医案》“酒热戕胃之类，皆能助火动血”。饮食辛燥，或饮酒过度，以致热蕴于胃，迫血妄行，多见血色鲜红，口干烦渴，舌红口臭等证。故用玉女煎加减，清胃泻火、凉血止血。更妙在一味生大黄，借其苦寒泻降之力，俾中焦之邪热皆从下泄，则牙衄必自愈矣。

姜女　鼻衄、牙衄不止，遍身有瘀斑，此名曰“肌衄”。面色㿠白，舌淡白，中有出血点，脉细而弱，证非轻也，防猝变。

白术9克　党参15克　黄芪15克　当归9克　甘草3克　茯苓9克　远志3克　木香3克　龙眼肉9克　大枣6枚　枣仁9克　参三七3克　驴胶珠12克

按：血失于常道，上溢于口鼻，溢出于体外，称为“肌衄”。此案面色㿠白，脉细而弱，乃气血亏虚，气虚不能摄血，血无所主而外溢。归脾汤为补气摄血良方。更配以阿胶补血止血；参三七祛瘀止血，有相得益彰之妙。

痉　症

裘小孩　风邪外来，而津伤于内，自汗出，面赤头摇，转为柔痉。项背强直，目直视，头仰，是其据也。脉见沉迟，乃风寒所致，沉本痉脉，迟则为寒。亦在太阳经，与伤寒相似，其实不同。方用桂枝汤调和营卫，以祛风寒之邪，加瓜蒌根清气分之热，而大调太阳之经气，经气流通则风邪自解矣。

桂枝 4.5 克　生白芍 9 克　炙甘草 3 克　天花粉 9 克　生姜 3 克　红枣 12 枚

某妇人　猝口噤，角弓反张，目直视，不能言。余曰，此柔痉也。与瓜蒌桂枝汤全方。一服见效，仍守前法，三服而愈。是年，此证甚多，而服紫雪丹者误事不少也。

按：痉症以项背强急，四肢抽搐，甚至角弓反张为主症。多因风寒湿邪，壅滞经络，气血运行不利，筋脉受病拘急而成。此外，邪热内盛，灼伤阴液；病久入络，血行不畅，或气血两亏，筋失濡养，均可引起本病。仲景云："太阳病，发热无汗，反恶寒者，名曰刚痉；太阳病，发热汗出，而不恶寒，名曰柔痉。"本症辨证关键在于无汗反恶寒为刚痉，有汗不恶寒为柔痉。上两案所用方药均为瓜蒌桂枝汤。瓜蒌根滋养津液，合桂枝汤解肌祛邪，以舒筋脉。

闲谛和尚　属于刚痉，而尚不虚，服寒凉以致肢木脚肿，邪在血分，而气不能以达之也。

葛根 6 克　麻黄 6 克　桂枝 6 克　芍药 6 克　甘草 6 克　生姜 6 克　红枣 11 枚

二诊：邪虽稍解，结痰未除，气不归道，缓图之。

厚附子 6 克　桂枝 6 克　生白芍 6 克　炙甘草 6 克　生姜 6 克　红枣 8 枚　桃仁 4 克

三诊：脉浮部得体，沉部滞，知上中焦无病，病在下焦。下焦以下为快，其舌胀大，元虚显然，下之过猛，连后墙敲倒矣，姑缓之。

黑芝麻 24 克　炒麻仁 24 克　淡苁蓉 12 克　柴胡 6 克　生白芍 6 克　葛根 6 克　姜半夏 6 克　茺蔚子 9 克　生姜 3 克

红枣 6 枚

四诊：热已得净，元气稍复，可去其顽涎。控涎丹 1.8 克，开水下。

按：本案病刚痉。初诊用葛根汤以发汗，复诊仍以解表为主，佐扶元活血，予桂枝附子汤加桃仁治之。三诊为表里双解之法，以消润通腑为主。四诊热净，用控涎丹以去顽涎。先生用药随时注意元气，三诊所云“下之过猛，连后墙敲倒矣”一语，值得注意。

一人患痉病，昏昏不识人，已备后事。延余出诊。大小便皆无。余曰，幸而大小便不起，脉弦紧，或有可救。以《伤寒论》葛根汤与之。下午服药，夜半起大便，竟一服而热瘥，二服而愈。

陈师母　症属刚痉，牙关紧闭，角弓反张，昏昏不省人事，脉沉细而弱，以误服凉解之剂之故也。邪实而正虚，危矣！

葛根 1.5 克　麻黄 4.5 克　炙甘草 3 克　桂枝 6 克　生白芍 6 克　生姜 6 克　大枣 6 枚

按：前案为风寒之邪外束，邪正交争剧烈，正气尚未虚衰，故脉弦而紧。大小便不起，乃指未见二便自遗，正气虚脱之象，故曰“可救”。以葛根汤发汗解肌，药后热瘥，得大便，为津液承济，故而一剂而瘥，二剂而愈。仲景又云：“太阳病，发热，脉沉而细者，名曰痉，为难治。”痉病发热，病本在表，当见浮紧、弦紧有力之脉，今陈案之脉反见沉细而弱，乃是气血大虚、正不胜邪之象。阳病而见阴脉，危候也。

周小孩　脉沉数无伦次，发热项强，口噤龄齿，舌黑而焦，二目天吊，腹满便秘，此刚痉，热甚发痉也。邪热内闷所致。

生大黄 9 克　元明粉 9 克　桂枝 6 克　甘草 3 克　生白芍 9 克　葛根 9 克

二诊：昨日泻下后，已好不少。再稍稍下之，以泻其余热。

生大黄6克　元明粉6克　生地黄12克　元参9克　麦冬9克

三诊：将愈。

元参9克　麦冬9克　生地黄12克

按：本案为表证失治，邪气内传，郁于阳明，以致热盛灼津，筋脉失养。口噤齘齿，腹满便秘，均是阳明燥实之明据。故用生大黄配元明粉软坚化燥，使在里之邪热从下而泄；桂枝配葛根宣表和营，则使在外之风寒从汗而袪；白芍、甘草调和诸药，以缓和挛急。危重之证，竟三诊服而愈。

厥　症

金孩　厥已3日矣，喉间咯咯有声，诸医以为是白喉，服清凉泻火之剂，不效。急召余诊。余曰：白喉厥3日，断无至今日尚存。其面色青，其苔白，其脉伏，头仰口开，前门齿不燥，此痰随气升，上闭清窍之痰厥证也。以黄明胶15克，烊化，白芥子研极细末，筛过，取9克，分3次调黄明胶吞下。药后即吐痰涎五、六大碗。一帖而病去。3帖而起床，步行如常矣。

按：《素问·厥论》云："厥……或令人暴不知人，或至半日，远至一日乃知人者。"厥症是由阴阳失调，气机逆乱所引起，以突然昏倒，不省人事，或伴四肢逆冷为主要表现。本案痰厥重证，喉中咯咯有声，面青苔白均是有痰之据；口开头仰，亦痰阻咽喉，呼吸不利所致。白芥子，《名医别录》谓"治胸膈冷痰"；《本草纲目》云"有利气豁痰之功"。黄明胶味腥而性滋腻，痰涎壅盛者服之，往往可引起呕吐。两者配合，豁痰探吐，有相辅相成之妙。

吴右　气厥，舌淡白，感风寒而作。

桂枝6克　厚附子6克　炙甘草6克　生白芍6克　软柴胡6克　生姜6克　红枣4枚

按：此例所用方药为桂枝汤合四逆散去枳壳而加附子。此厥当是虚厥，由中气下陷，清阳不升，复感外邪所诱发。病由感受风寒引起，故以桂枝汤调和营卫，驱逐风邪。四逆散原可治气厥，但因舌淡白，气血素虚，故去耗气之枳壳，易辛温救阳之附子，合而成为扶正达邪，调气救厥之良方。

张老翁　迈年之人，劳累过度，忽然倒地，昏仆不知人。四肢逆冷，汗出如珠，遗溺，面色无神，脉微而细，此气脱之候，非参、附难以挽救欲绝之阳也。

高丽参9克　附子3克

二诊：此阳气虚脱之证也。无奈年逾古稀，今日虽已挽回，然也属不久矣。

高丽参9克　厚附子3克

按：人身以阴阳为枢。阳在外，阴之使；阴在内，阳之守也。阴阳互根，相抱不脱。《素问》所谓阴平阳秘，精神乃治。若夫元海衰微，命门火衰，上逆下竭，阴阳脱离而命立倾矣。今详斯证，高年体衰之人，操劳过度，阴阳失调，类中眩仆，汗出如珠，遗尿失禁，为上下俱脱之候。突发气逆虚脱之时，非用大剂参、附，无以扶元固脱、鼓动真阳。然高年虚衰之人，犹如风前残烛，虽经挽救，终属不久耳。

徐师母　吐血过量，气喘而急，大汗淋漓，脉极虚，舌少液，人事不省。诸医谓不治。先急救其虚，或有可救。

先服人参15克。

再服：姜炭3克　生於术9克　炙甘草6克　牡蛎15克　茯苓9克

二诊：今脉翻沉细，舌转淡红，薄苔，唇无血色，怕见亮光。昨日方用牡蛎潜阳，阳一潜即伏。虽神志已清，但已到气虚血脱之候，仍宜慎之。

淡附子9克　人参9克　生於术9克　姜炭4.5克　炙甘草6克　童便2杯

按：汗出气喘，人事不省，脉极虚，乃大吐血之后，气随血脱而亡阳之危证。古人云“善治血者，不求之有形之血，而求之无形之气。”《本草新编》曰：“……盖人气脱于一时，血失于顷刻，精走于须臾，阳绝于旦夕，他药缓不济事，必须用人参作一剂煎服以救之，否则阳气遽散而死矣。”故先用独参汤益气摄血，以挽其垂危之候。又合用理中汤加牡蛎温中潜阳。二诊时神志已清，舌转淡红，脉翻沉细，乃元气来复之佳象。但“气虚血脱”，“仍宜慎之”，故二诊用附子理中汤加童便温中补气以摄血。

陈君　伏邪因外感引动，虽经治疗已瘥，但不慎起居，不能善保，以致正气不复，邪气虽则不能为祟，而肾阳虚脱，人昏不知，脉不归根，如之奈何？证到十分，勉尽人力。

淡附子6克　肉桂3克　丹皮3克　熟地黄24克　陈萸肉9克　怀山药12克　泽泻9克　茯苓9克

二诊：极危险之候。

厚附子9克　西党参30克　炒冬术9克　炮姜12克　炙甘草12克　五味子6克　麦冬12克　黑锡丹12克（包）

三诊：尚是危险，但已有一半可靠。

厚附子9克　安桂3克　西党参15克　麦冬15克　五味子4.5克　黑锡丹9克（吞）

四诊：大瘥矣。仍需当心，好生调养。

昨日方增加五味子3克。

按：本例脱证，乃是大病之后，失于调摄保养，以致气血亏损，肾阳虚脱。证濒危急，迫于眉睫，急当扶其元，固其本。首诊用金匮肾气汤温补肾阳，固摄命门之火。一诊方证不符，未起斡旋之功。二诊用附子理中汤合生脉散，补脾温肾，益气养阴；加黑锡丹补火助阳。其方中的，故病见起色。盖虚脱之时，用药必须阴阳两顾，回阳之中，须佐以阴药；摄阴之间，又须顾及阳气，此阳生阴长之义也。四诊，肾气渐摄，心气渐振，虽逾险岭，仍当珍摄为要。

中　　风

陈老师母　风中于脏腑，猝然而倒，不省人事，牙关紧闭，喉中痰鸣，遗溺。证已到危险极巅，按脉幸尚不散，还有希望。

先用苏合香丸1粒，鲜竹沥24克，生姜汁1匙灌服。醒后服下方。

生黄芪30克　赤芍9克　归身6克　地龙6克　桃仁9克　红花6克　淡附子9克　炙甘草3克　半夏9克

二诊：见效，神清。惟半身偏瘫，舌强言謇。

补阳还五汤

按：中风有中经、中络与中脏、中腑之分。本例为中脏腑之闭证，故见牙关紧闭、痰涎壅盛等证。故急用苏合香丸合姜汁、鲜竹沥，开窍豁痰。冀其醒后，再服益气扶正、活血化瘀之品。因见遗溺，知其阳气衰微，故方中增入附子以温中回阳。二诊之王氏补阳还五汤，乃先生治中风半身不遂之常用方。

李先生　半身不遂，昏仆不省人事，牙关紧急，脉弦数无伦次，舌缩而干绛，肾水干涸，虚火内动，有厥脱之忧，速救之，迟恐不及矣。

大生地30克　鲜生地30克　天、麦冬各12克　元参30克　羚羊角6克　归身9克　赤芍9克　桃仁9克　党参24克　红花6克　钩藤9克

二诊：真火上炎，脉如弹石，总非佳兆。神识稍清，舌强流涎。再拟平肝熄风，滋水涵木法。

大生地30克　鲜生地30克　羚羊角3克　钩藤9克　归

身9克　党参24克　芦根30克　生石膏30克　桃仁9克　红花6克

三诊：今晨神情较清，舌强言謇，手足不仁，乃是气虚血瘀所致。

黄芪60克　桃仁9克　红花9克　川芎6克　归身9克　地龙9克　赤芍9克　鲜生地30克

按：本例中风，证见舌缩而干绛，脉数无伦次，状如弹石，乃是肝肾真阴欲竭，虚风妄动之候。此时，败象叠见，危机四伏，故急用大剂生地黄、元参、麦冬滋阴降火；羚羊角、钩藤平肝熄风，桃、红、归身等祛瘀通络；大剂党参益气扶元。三诊神识较清，大有转机。舌强言謇，手足不仁，皆是气虚血瘀为患，先生每用补阳还五汤补气逐瘀为治。

刘某　高年体肥，肥人多痰而少气。猝然昏仆，半身不遂，大小便失禁，气出多进少，口角微斜。此乃虚极气并于一偏。其舌大，脉不归部，纯是气虚之象，危候也！当急急扶其气。

生黄芪120克　党参12克　厚附子9克　龙骨9克　归身9克　川芎3克　地龙6克　桃仁9克　红花3克

按：此案已见大小便失禁，神识昏迷，气出多进少，并出现不归部之散脉，中风脱证之象显而易见。元气衰微之极，阴阳有离决之势，方用参附汤加黄芪、龙骨益气扶正，回阳救逆，敛汗固脱。然高龄之体，病势垂危，奄奄一息，查无复诊，虽经大力抢救，若不效，恐难以回生也。

赵某　半身不遂，口眼㖞斜，言语不利，是气虚之极，脉络瘀阻所致。

生黄芪60克　当归9克　赤芍9克　桃仁9克　红花3克　川芎6克　地龙6克

二诊：见瘥。缓缓可行走，补阳还五汤全方。

门人问曰：师治中风半身不遂，为何常用补阳还五汤？而黄芪用量特重？师曰：中风一证，有属火、属风、属痰诸说，依法治之常不效。此证以气虚血亏，脉络瘀阻所致者较多，独王清任补阳还五汤可信，黄芪120克，连服数十剂，疗效显著。

按：王清任认为：中风多是气虚并于一偏所致。故首创补阳还五汤。其中黄芪独重，大补元气；当归、川芎、赤芍、桃仁、红花、地龙祛瘀通络，以使气旺血行，瘀去络通。本方对肢体功能恢复颇有裨益。正所谓："正气足，营血和，则血痹自畅；肝肾强、筋骨壮，则体废自复"也。

顾某 此乃半身不遂之症，与偏风、中风、类中有别，是气虚之极所致。但脉洪数而弱，未免因受暑引动。

生石膏24克 小生地24克 炙鳖甲9克 生黄芪30克 归尾6克 地龙6克 桃仁3克 乳香3克 鲜水芦根60克

按：此标本并治之方，宗王清任补阳还五汤合清暑药加减而成。古人有暑伤气而脉弱之说，今脉见洪数而弱，是为暑邪，故用石膏、生地黄、鳖甲、鲜芦根以清暑热；半身不遂，是旧有气虚血瘀，故以生黄芪补元气，佐归尾、地龙、桃仁、乳香，去瘀通络。

毛认庵 半身不遂之证。

炙黄芪30克 党参9克 杜仲9克 白茯苓9克 归身9克 厚附子9克 大生地15克 生白芍6克 炙甘草3克 怀牛膝9克

蔡某 半身不遂初起。

生黄芪60克 赤芍9克 归身9克 川芎3克 干地龙6克 厚附子6克 桃仁3克 红花3克

徐元甫 半身不遂。

生黄芪6克 归身9克 赤芍9克 桃仁3克 红花3克 炙甘草3克 党参9克 大生地24克

按：以上三案，虽同为半身不遂之候，但根据所用方药来看，因见证不同，属同病而异治。毛案用气血精髓并补之法，当系肝肾不足，精髓亏耗，而见头眩背痛、腰酸肢麻、言謇、流涎诸证；蔡案所用为王清任氏补阳还五汤加附子，当是元阳不足，而见脉大、舌淡、畏寒、流涎之候；徐案所用虽亦为补阳还五汤，但以党参、地黄易川芎、地龙，是调补气血与去瘀药并用，适宜于气血两亏，脉濡无力，舌红，口干，肢麻之候。

眩　晕

保根　耳如蝉鸣，头目眩晕，舌淡红，脉弦细，水亏火旺。脑为髓之海，髓海不足，则脑转耳鸣矣。

枸杞子 9 克　菊花 9 克　熟地黄 15 克　山药 15 克　茯苓 9 克　泽泻 9 克　丹皮 9 克　钩藤 9 克　萸肉 6 克　石决明 30 克

二诊：见效。肝肾亏损，肝阳上亢。

枸杞子 9 克　菊花 9 克　熟地黄 15 克　山药 15 克　石决明 30 克　山萸肉 6 克　泽泻 9 克　茯苓 9 克

丁右　苦眩晕，恶心欲吐，舌淡，脉弦细，头晕六味全方。

茯苓 15 克　怀山药 15 克　山萸肉 12 克　川芎 6 克　西党参 12 克　黄菊花 6 克

二诊：见瘥。六君子汤全方。

按：经云："诸风掉眩，皆属于肝"。《景岳全书》指出："眩晕一症，虚者居其八九，而兼火、兼痰者不过十中一二耳。"前案肾阴不足，水不涵木，肝阳上亢，发为眩晕，用杞菊地黄汤加味滋养肾水、平肝潜阳。后案则是脾肾不足，虚风上扰，所用头晕六味方乃《普济本事方》卷二治头痛头晕之川芎散，先生用治脾肾不足，风眩头晕之症，常有良效。

杨师母　苦眩晕，阳见于面，目不能开，开即眩晕。脉弦而硬，舌质红绛，此火郁于上之候。大小便亦闭，当泻其火，潜其阳。

生大黄 9 克　元明粉 9 克　炙甘草 3 克　小生地 24 克　元参 12 克　炙龟甲 9 克

二诊：大小便已通，余火尚未净。

原方再服 1 剂

三诊：川芎 6 克　菊花 9 克　党参 12 克　山萸肉 6 克　山药 15 克　茯苓 9 克

按：头为诸阳之会，耳目为清空之窍。肝胆之火过盛，上扰头目，易致眩晕，往往伴见目赤口苦，急躁易怒，大便秘结等证。故以调胃承气汤泻肝通腑；生地黄、元参滋阴泄热；龟甲育阴潜阳。二诊见效，大小便俱通。三诊肝胆之火已泄，乃易川芎散平肝滋肾为主。治有条理，用药中肯。

叶伯元　风寒眩晕，舌淡苔白。

生姜 4.5 克　红枣 3 枚　淡附子 4.5 克　生冬术 9 克　炙甘草 3 克。

按：上案用近效术附汤治疗眩晕。《金匮》云："近效术附汤，治风虚头重眩，苦极，不知食味，暖肌补中，益精气。"其中用生姜散寒，附子温肾，术、枣、草补中。脾肾一暖，阳气立复，风寒乃去，眩晕自愈。

不　寐

黄振声　苦不寐，百药不能治，召余处方。以川百合 3 克，紫苏 9 克，二味煎服，三帖而安。问曰：此不治不寐而见效，出于何本？余曰：我常种百合花，见其朝开暮合。又种紫苏，见其叶朝仰而暮垂，取其意而用之，不意其得效之速也。

按：陈修园《医学实在易》载紫苏、百合可治不寐，取其"朝开暮合"、"朝挺暮垂"，能引阳归阴之意。先生宗其法。百合甘而微寒，归心、肺二经，有清心安神之功。《本草求真》

云："能敛气养心，安神定魄。"常用于热病后余热未尽，神思恍惚，烦躁失眠，莫名所苦之"百合病"，如百合知母汤、百合地黄汤即是。然医取"引阳归阴"之意，恐无科学根据。

徐某 江北岸巨商，壮年，己亥仲秋，由沪来诊。据述经营棉纱事业，因行情早晚莫测，日夜操心，久之酿成失眠。往往终夜不能合目。西药疗治，可取效数时，然梦魅颠倒，过后益增疲乏。今岁入夏以来，失眠加厉，历经医治无效，衣不知暖，食不知味。余视徐君，面色虽苍白，而神彩飞扬，谈笑自若，双目隐隐现红丝，舌胖，脉两关均弦长。谓徐君曰："前医用药，毋乃一派归脾，补心、酸枣仁汤，益血养心安神之剂乎？彼非是药不用，尔非是药不服，迎合富贵人家心理，古今同概。夫子之证，形气有余，脉气亦有余，何可犯实实之戒？"经谓疏其气血，令其条达，而致和平。因授血府逐瘀汤去桔梗，加参三七 9 克。一服即卧泰然。连服 15 剂，得能深睡，乃回沪。越 2 月，徐君复来甬诊。云近日来又苦失眠，但不若前次之甚。余察其脉，两关尚弦，口苦咽干，舌红，苔黄，依然实证也。用龙胆泻肝汤，服五剂而安。柯韵伯云：肝火旺则魂不入舍，而上走空窍，不得睡。不泻其龙雷之火，卧岂能宁乎。

按：先生对病情分析精辟。同一患者，同一症状而原因不同，用药也有所别。前次失眠，神彩飞扬，谈笑自若，脉两关弦长，用养血益心宁神之剂无效，乃形气俱实之证。根据《医林改错》"气通血活，何患不除"的理论，用血府逐瘀汤去桔梗加参三七活血化瘀，调其气血，而迅速获效。后次同患失眠，但有口苦、咽干、舌红苔黄等证，乃肝火上炎，扰乱神明之故，用龙胆泻肝汤泻其肝胆之火而收良效。

方根来 虚烦不寐，平素肝旺胆怯，今因痰热内扰，故夜间不寐。舌红、苔腻，脉细数而滑，亦胆热上升，蕴热蒸痰之证。宜清火豁痰，以温胆汤加味治之。

茯苓9克　姜半夏9克　炙甘草3克　陈皮3克　炒枳壳6克　淡竹茹9克　柴胡3克　天花粉9克

方右　失眠多梦，心悸胆怯，善惊易恐，气短神疲，舌苔薄黄，脉沉而细，此心胆气虚者也。

酸枣仁24克　茯神9克　知母9克　川芎6克　清甘草3克　远志9克　党参9克

按：不寐之病因甚多，如思虑、忧郁、劳倦、忿怒、胃不和等，都能伤及诸脏，使精血内耗，气血互结，聚湿成痰，肝阳上亢，心胆气虚，心肾不交，神明扰乱，而致不寐。前案痰热内扰，故用温胆汤加味，豁痰泄火；后例系心虚胆怯之证，则用《金匮要略》之酸枣仁汤加党参、远志，除虚烦而宁心神。

虚　　损

凌老婆婆　面色一团痰滞，目下如卧蚕，气促不舒，苔白，舌淡而无华，脉近六阴，静察觉无力。面部及四肢皆稍有浮肿，腹觉胀满，大便泄利而痛，此利拟是脾肾阳虚，不能运化，摄力亦弱所致。脾主四肢，脾失健运，浮肿作焉。痰不滑，有二因，一因传运无力；一因津液不足，无以化痰涎。决其胀满亦是虚气填塞、鄙意以脾肾双补为主，是否请采章先生指正。

白术9克　淡附子9克　茯苓9克　山药12克　泽泻9克　党参9克　安桂2.4克　甘草3克　枸杞子9克

二诊：浮肿、下利均瘥。

济生肾气丸

按：高年之人，脾阳不振，中气虚寒，不能运化水谷津液，故见四肢、面目浮肿，腹中胀满；阴寒偏胜，清阳不展，寒凝气滞，故大便泄利而痛。脉近六阴，即脉来六部皆显沉弱无力。治以附子理中加减，健脾温肾，利水化饮，亦属有的放矢。二诊见效，乃用济生肾气丸温补肾阳以分利之。

袁静芳 温病之后，神疲气馁，液耗津脱，温温欲吐，卧之将起，昏昏不爽，正气不复。有此之据，正是贼去城空之候也。

炙甘草 1.5 克 党参 3 克 生姜 1.5 克 桂枝 1.5 克 麦冬 3 克 生地黄 6 克 麻仁 6 克 大枣 2 枚 阿胶 3 克

二诊：稍稍瘥些。恐虚不受补也，药量宜轻。

炙甘草 3 克 党参 6 克 桂枝 2.4 克 麦冬 6 克 生地黄 9 克 麻仁 6 克 大枣 4 枚 阿胶 6 克 生姜 3 克

按：本案温病邪热虽已解除，但气血亏损，正气未复，故用炙甘草汤益气养阴。因兼有温温欲吐之证，恐其虚不受补，所以用药分量很轻。药证合拍，病情见瘥后，方可逐步加量。

沈右 眩晕耳鸣，烦热口苦，面潮红，舌干而红，脉弦细数。阴虚生内热，宜缓治之。

鲜、小生地各 30 克 生牡蛎 30 克 炙鳖甲 9 克 麦冬 18 克 元参 9 克 炒枣仁 9 克 生石膏 30 克 知母 9 克 甘草 3 克

按：肝阴不足，阴虚生内热，虚阳上扰清空，见眩晕耳鸣，面潮红，舌干而红，脉细数等，皆为阴虚火旺之象。方用玉女煎加减，滋养肝阴，清热泻火。

王师母 小便忍不住，常自遗，夜尿亦频，乃是胎产过多所致。纯是肾虚，气亦不足，久治则有效。

菟丝子 9 克 益智仁 9 克 生黄芪 30 克 当归 9 克 党参 9 克 五味子 3 克 生冬术 9 克

按：小便失禁，在小儿多为肾气不充，成人则为肾气亏损，膀胱失约不能固摄所致。妇女往往与胎产过多有关，宜补肾缩尿，益气升阳。

宋君 元神虚极，脉来无力，舌淡面皖。前患肿胀，今无论其病因如何，以急救其元，尚恐不逮。因兼呕恶，食欲不

振，不得不从此商治，否则药不入胃，何望效果。

茯苓 9 克　党参 12 克　姜半夏 9 克　姜炭 3 克　白蜜 2 匙

按：虚损一证，皆由脏腑亏损，元气虚弱而致。凡脾胃运化失调，病久失养，积劳内伤，均可导致虚损。古人云："虚者补之"，"损者益之"，"劳者温之"，"形不足者，温之以气；精不足者，补之以味。"气血来源于先天，但资生充养依赖于后天，故对虚损之治疗，调补脾胃，实属至为重要。脾胃旺盛，才能泉源不竭，灌溉诸脏，生长气血。从此亦可看出先生治疗虚损的特点。

冯袁　舌色淡白，有横裂纹，脉来不振指，左右如线，是气血双虚之明据；心悸胆怯，乃是心神不宁所致；手臂麻木，手指不和，即是血虚生风；肾阳虚衰，则见阳事不举，腰膝酸软。单补气，恐其升；单补血，恐其滞，莫如气血双补。下方放胆服之，惟伤风、腹泻停服，此刻正可服此药。此病针灸所短，汤药所长也。

大熟地 30 克　生黄芪 60 克　归身 9 克　白芍 9 克　西党参 12 克　炙甘草 3 克　桃仁 6 克　红花 3 克　地龙 9 克　淡附子 3 克　巴戟肉 3 克　补骨脂 9 克　肉桂 1.2 克

二诊：舌中横裂纹已浅，脉亦稍有转机。

真阿胶 4.5 克　生黄芪 30 克　枸杞子 9 克　白芍 6 克　地龙 6 克　桃仁 6 克　红花 3 克　陈皮 3 克　甘草 3 克　当归身 6 克

三诊：肉桂 0.9 克　黄芪 60 克　白芍 9 克　枸杞子 9 克　阿胶 9 克　地龙 9 克　西党参 30 克　陈皮 30 克　甘草 3 克　冬术 9 克　归身 9 克　附子 4.5 克

四诊：连进气血双补，病情虽未全好，但舌中横裂纹渐浅，脉能振指，是气苏之佳兆。放胆服之，勿误。

黄芪 60 克　党参 15 克　归身 9 克　生白芍 9 克　生冬术

9克　炙甘草3克　淡附子9克　广地龙9克　枸杞子15克　阿胶9克　肉桂0.9克

五诊：诸症渐瘥。

昨日方中加入人参末3克　鹿茸粉0.3克（吞下）。

六诊：前方加人参粉3克　鹿茸粉0.9克（吞下）。

七诊：将愈矣。尚须节饮食，慎起居，忌房室。

生黄芪6克　党参15克　当归9克　白芍9克　白术9克　甘草3克　地龙9克　枸杞子24克　真阿胶9克　淡附子3克　肉桂0.3克　鹿茸0.6克　人参1.2克

按：虚劳证候虽繁，但总不离乎五脏，不外乎阴阳气血。本例属于气血双亏、脾肾阳虚之证。“治病必求其本”故用温润和煦之十全大补汤合右归丸加减。盖人体脏腑气血来源于先天，滋生给养于后天，调补脾肾实为治疗虚劳之关键。四诊以后又增入人参、鹿茸粉吞服，温补二天，双益气血。此外，虚劳之证，更须节劳静养，节饮食，戒房室，使药物治疗与自身调养相配合，从而达到阴平阳秘，治愈疾病之目的。

林右　干血劳病，大肉未脱，脉症尚调，或有可救。

炙甘草　桂枝　生地黄　麦冬　阿胶　麻仁　党参　生姜　红枣

按：久病手掌大肉脱落，是不治败证，今云大肉未脱……或有可救，是经验之谈。处方用炙甘草汤，系根据《千金翼方》治急劳法。干血劳是肌肤甲错，血液干枯之疾。此证男女都有，而一般多称妇女经闭的劳病为干血劳。

文永祥　遗精频频，甚则滑精，夜寐不宁，耳鸣腰酸，小腹时或作胀，胃纳不佳，脸色兼黄，舌红脉虚。肾阴亏耗，阳气亦衰，先以壮水扶土，然后填补之。

党参9克　白术9克　甘草1.8克　茯神1.2克　菟丝饼12克　怀山药9克　金樱子12克　萸肉9克　胡桃4只　制首乌12克　芡实9克　龙骨12克

按：“肾者主蛰，封藏之本，精之处也”。精之所以安其处者，全在肾气充足，封藏失职，则遗精作矣。是案精泄频频，阴损及阳，故用四君子汤健脾益胃；菟丝子、制首乌、胡桃、怀山、萸肉补肾固精；金樱子、龙骨、芡实收敛涩精。方药得宜，理法明晰。

一妇人 两目皆红而肿，不能见亮光，且痛不可忍，眼科治疗半月不愈。余曰：盖虚极，真阳上越也。以炙甘草汤全方，内中用安桂 3 克，5 帖而瘥，50 帖而愈。

按：本例目疾红肿，即是“赤痛如邪”，与一般急性外障目疾不同，多发于体虚不足者，绝非外邪实证。此目赤而痛，乃虚火上越所致，故用炙甘草汤滋水涵木，引火归源，刚柔既济，涵义甚深。

中　毒

一人误服芫花 15 克，急下日 80 余次，初便后皆血，腹中绞痛。急延余救治。余亦甚急，一时无解救之法。忽忆及《池上草堂笔记》中记载：防风可解芫花之毒，用防风 30 克，研细末，开水吞下。如法服之，甫咽下，觉咽喉中如麦粘住，作痒。而泻下、绞痛即止。奇矣。

某患疥，全家同然，全身皆疥癞，臭不可近。诸医用硫磺等治之，更甚，于是邀余至其家。余见其水缸盖上，多晒制信石，不知做何药用。予问曰：汝全家皆饮此缸中之水乎？答曰：然。余以防风 9 克独味煎汤服，全家每人均服此方。10 日再复诊。并嘱其将水缸之水统统去尽，洗缸换水再用。告以此疾即是信石之毒所致，惟防风可解。半月后果以此方得愈。

按：防风解芫花中毒，历来医药书有记载的不少，如《千金方》、《池上草堂笔记》等。防风解信石毒，可能从读《万氏积庆堂方》“解诸药毒已死，只要心间温暖者，乃是热物犯之。只用防风一味，擂冰水灌之”而悟出。可见先生读书既博又细，临证思路敏捷。

外疡

乳痈

桂如媳 新产乳痈，红肿热痛。此阳明积热，挟乳汁壅积乳络之故也。舌红、苔黄而焦，脉弦而数。

生大黄 9 克 蒲公英 30 克 天花粉 9 克 象贝 9 克 皂刺 9 克 银花 9 克 知母 9 克

二诊：昨日下后，热减，肿亦减。

王不留行 9 克 生大黄 9 克 蒲公英 30 克 天花粉 9 克 象贝 9 克 皂刺 9 克 银花 9 克 沉香末 0.9 克（吞）

按：《外科正宗》谓“乳子之母，不知调养，以致胃汁浊而壅滞为脓。又有忧郁伤肝，肝气滞而结肿，初起必烦渴呕吐，寒热交作，肿痛疼甚。”新产乳痈初发，常见恶寒、发热，乳汁排泄不畅，乳房局部肿痛。此时当需积极治疗，以免形成痈脓。方以皂刺、象贝，清热散结；蒲公英、知母、花粉、银花，清热解毒；生大黄泻阳明郁火。二诊加王不留行通络行乳，沉香末疏肝破气。方药得体，见效也速。

背痈

鸿章兄 本属寒包火之喉证，前医想用寒凉之剂解之，无效。反致热邪入里，毒气无所可泄，则留于经络，发为背痈。身热甚，牙关硬而不开，昏睡抽搐。脉弱而数，数则为热盛，弱则为元气不足。热毒倒可勿虑，有方以制之，元虚之至，以何物扶之？此实是难上加难之题目。

羚羊角 9 克 犀角 1.5 克 板蓝根 9 克 鲜大生地各 24 克 地丁草 24 克 桃仁 18 克 冬瓜子 24 克 制乳香 4.5 克

牛膝9克　生甘草3克　皂刺9克　象贝9克　西党参9克　竹茹30克　鲜芦根60克代水

二诊：已成脓，望其速溃。

穿山甲9克　生甘草3克　乳香9克　天花粉9克　皂刺9克　银花24克　没药9克　陈皮4.5克　归尾9克　赤芍9克　象贝9克　知母9克

三诊：脓出甚多，精神渐爽，热毒见退。但元气太虚，脉细而数。

大生地12克　生黄芪12克　归尾9克　白芍9克　麦冬9克　皂刺9克　银花9克　生甘草3克　炒白芷3克

四诊：好多，尚需调养。

天冬12克　麦冬12克　生地黄24克　白芍9克　当归9克　党参9克　甘草3克　黄芪60克　银花9克　地丁草12克

按：本案是喉证失治，元气虚损，邪毒内陷，热盛风动，则见神昏不清，牙关紧闭，四肢抽搐，壮热萎顿，脉弱而数。故急用清热熄风，凉血解毒，扶元透邪之剂治之。二、三诊时痈脓已成而溃，此乃邪毒达有出路之佳象。邪热去，则诸恙渐瘥，正气渐复。继则根据患者体质，以双补气血，养阴扶元，兼清余邪以善后。

镇海杨姓　患背痈，久治不愈。口烂如大碗口，出脓甚多，其中爬虫千万条，痒不可忍。余见之，无法可想，趁小轿欲返。其中一抬轿者问病人缘由，余告以虫多无法可治，捕之不暇。该人曰：何不用五倍子煅炭，研细，捣黄糖如泥，当膏药敷之。日一二换，虫即死于黄糖之中，痈亦可渐愈。余即如其法试之，极效。2日后，虫不知何处去了，痈亦见瘥。

按：《本草纲目》曰："五倍子……敛溃疮金疮……一切诸疮，一切肿毒。"五倍子捣黄糖治背痈，是民间单方。先生为誉驰江浙之名医，竟能不耻下问，选用民间验方，堪为后学榜样。

肺痈

王君 壮热不已，胸痛气急，咳吐腥臭脓痰，状如米粥，此肺痈也。苔黄舌绛，脉滑而数，均是热毒内盛之故。

鲜芦根 60 克 冬瓜子 9 克 桃仁 15 克 米仁 9 克 鱼腥草 30 克 败酱草 30 克

二诊：脓痰腥臭，脉数，内热未彻。

鲜芦根 60 克 冬瓜子 15 克 桃仁 15 克 米仁 15 克 鱼腥草 30 克 象贝 9 克 银花 9 克

三诊：瘥不少，痰亦减少。

前方加南沙参 9 克。

按：肺为娇脏，风热外侵，热毒壅肺，蓄热内蒸，热壅毒烈，则肉腐血败，化为痈脓。先生治肺痈常用千金苇茎汤加味，泻肺清热，祛瘀排脓，屡获良效。

肠痈

朱阿洪 寒结小腹，右肚角间疼痛，行走牵痛。此肠痈之候也。

生米仁 30 克 冬瓜子 24 克 淡附子 3 克 败酱草 30 克 皂刺 12 克 当归尾 6 克

二诊：药后痛瘥不少，守前法。

前方再服。

按：《金匮要略》肠痈篇曰："肠痈之为病，其身甲错，腹皮急，按之濡如肿状，腹无积聚，身无热，脉数，此为肠内有痈脓，薏苡附子败酱散主之。"薏苡附子败酱散为扶正托邪、排脓解毒之方，加用冬瓜子、归尾、皂刺活血化瘀、涤脓排毒之品，则效力更宏。

施 湿热蕴结不解，防成小肠痈。

桃仁 24 克　冬瓜子 24 克　元明粉 9 克　生大黄 12 克　丹皮 9 克　皂角刺 24 克

按：《金匮要略·肠痈篇》说："肠痈者，少腹肿痞，按之即痛如淋，小便自调，时时发热，自汗出，复恶寒。其脉迟紧者，脓未成，可下之，当有血；脉洪数者，脓已成，不可下也，大黄牡丹汤主之。"大黄牡丹汤为泄下开结逐毒散血之法，丹皮凉血解热，硝、黄泄下排毒，桃仁下血，瓜仁清润涤脓，加用皂角刺，取其攻坚散瘀之功。

林廷玉　右侧小腹疼痛，右脚不能屈伸，扪之灼热，按之痛甚，身无热，舌质红，脉沉涩。肠痈已成。

淡附子 6 克　米仁 30 克　败酱草 30 克　枳壳 3 克　生大黄 9 克　桃仁 9 克　冬瓜子 24 克

二诊：泻下多次，腹痛减轻。

败酱草 3 克　淡附子 3 克　生米仁 30 克　归尾 9 克　枳壳 3 克

三诊：已瘥多。

皂刺 60 克　禾米 1 杯

四诊：将愈。

党参 9 克　赤、白芍各 9 克　冬瓜子 15 克　甘草 3 克　半夏 9 克　陈皮 3 克　茯苓 9 克　枳壳 6 克

按：肠痈包括今之阑尾炎、阑尾脓肿等。《金匮要略》大黄牡丹皮汤、薏苡附子败酱散为先生治肠痈之常用方。薏苡附子败酱散偏于排脓消肿，多治肠痈脓已成者；大黄牡丹汤偏于泻热破瘀散结，多治肠痈脓未成者。民间有皂刺 60 克，煮糯米为粥，食之，用治肠痈，也有良效。

痔　　疾

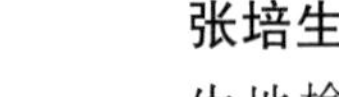

张培生　酗酒，湿热郁积于肠间，下趋则痔疮便血。

生地榆 30 克　生白芍 15 克　穿山甲 6 克　茯苓 30 克

米仁 30 克　怀山药 30 克

按：本方先生称为“痔疮六味”，具健脾胃，利湿热，止血化瘀作用，是治疗内痔下血的一张经验方。

唐晋泉　痔疮，湿热下趋，结而蕴酿，以致不得流通。

生甘草梢 30 克　生大黄 9 克

按：该案当为痔疮湿热蕴酿之际，肛门灼热疼痛，大便不爽。故以甘草梢清热止痛；生大黄泻热通便，祛瘀消肿。药仅二味，配伍精当。

久禾师母　舌淡脉弱，痔疮翻花。

黄芪 30 克　白术 9 克　陈皮 3 克　升麻 6 克　柴胡 6 克　当归 9 克　党参 12 克　甘草 3 克

按：痔疮翻花即是内痔外翻脱垂，因病久体亏，中气虚陷所致。故用补中益气汤补中而升提中气。此乃治疗痔疮又一法则。

脱　　肛

沈兆其　素患脱肛，自汗出，脉弱舌淡。便血因脱肛所致，脱肛因气虚所致。

黄芪 30 克　防风 6 克　白术 9 克　血余炭 9 克　地榆 12 克

二诊：血已止，轻可不少。

白术 9 克　黄芪 30 克　陈皮 3 克　升麻 6 克　柴胡 6 克　党参 9 克　当归 9 克　甘草 3 克

按：脱肛之症，多由气血不足，气虚下陷，不能收摄，以致肛管直肠向外脱出。早期治疗宜补气、升提、固摄为主，用补中益气汤加减较为合适。若重度脱肛，内服法仅可改善症状，当配合手术疗法，方可根除。

洪岳福翁　八十外老翁，中气不足，食饨，大便不通，脱肛。

黄芪 30 克　党参 12 克　白术 9 克　甘草 3 克　当归 9 克　陈皮 3 克　柴胡 6 克　升麻 6 克　生姜 3 克　红枣 6 枚　咸苁蓉 9 克

按：本案用补中益气汤升举下陷，补益中气，佐咸苁蓉润肠暖肾，对高年气虚之脱肛并伴有便秘者尤佳。

瘰　疬

晋祥兄　颈项疬核成串。

海藻 9 克　昆布 9 克　皂刺 12 克　象贝 9 克　姜半夏 9 克　淡附子 3 克　生牡蛎 24 克　茯苓 9 克

二诊：前方加丹皮 9 克。

按：瘰疬好发于颈项部，因其结核累累如贯珠状，故名。多由情志不畅，肝气郁结，郁久化火，气滞血凝，痰积而成。治宜疏肝解郁，消痰散结为主。

疔　疮

陈仁寿　眼角疔，顶尖而根脚坚硬。

蒲公英 30 克　银花 9 克　苍耳子 9 克　皂刺 6 克　归须 9 克　黄菊花 9 克　桃仁 9 克　赤芍 9 克　紫花地丁 15 克

按：疔疮好发于颜面部，疮形如粟，坚硬根深，状如钉丁。本病总由火热之毒为患，因恣食膏粱厚味、醇酒辛辣炙物，以致脏腑蕴热；或由感受火热之气，或因昆虫咬伤等，火毒结聚而成。方用五味消毒饮清热解毒，合凉血散瘀之品以辅佐之。

陈某　虎须疔，误破走黄，头面甚肿，壮热脉数。

蒲公英 30 克　生大黄 9 克　黄菊花 9 克　银花 12 克　地丁草 30 克　元明粉 9 克　苍耳子 9 克　皂刺 9 克

二诊：见效，肿略退，证有减轻，宗原法。

昨日方加生石膏 30 克、知母 9 克。

三诊：见瘥，疔毒已溃，脓稠黄，热退些。

赤芍 9 克　野菊花 9 克　皂刺 9 克　山慈菇 9 克　地丁草 24 克　苍耳子 9 克　半枝莲 9 克

四诊：邪热退，肿亦渐消，脓溃是好事。

生大黄9克　苍耳子9克　地丁草9克　黄连3克　黄白菊各9克　知母9克　赤芍9克　皂刺12克　川郁金3克　生甘草3克　雄黄3克

按：头面为诸阳之首，罹患疔疮之后，若不及时处理，妄加挤压，或不慎碰伤，或过早切开等，皆能助火内炽，毒邪走散，深入营血，引起“疔疮走黄”。本例清热解毒、透脓散结、通腑泄下并用，使内陷之热毒出脓而溃，从下而泄，取效甚捷。

搭　手

姜稽琴　上搭手破口，脓水出，薄而无气，口散漫不敛，疮形平塌，其色灰黯，面色苍白。元神虚损，湿亦未化。

地丁草30克　当归9克　生黄芪30克　炒冬术9克　党参9克　大生地9克　红花9克　桃仁9克　甘草3克　淡附子3克

外洗方：白芷9克　蜂房9克　苏木9克　苍术9克　赤芍9克　归尾9克　防风3克　蚤休9克　川芎9克　羌活9克　猪肉皮30克

二诊：药后见效，疮色转润，疮口渐敛。

前方，外洗方。半月后当可收口。

按：搭手即是有头疽生于背腰二旁，能以自己的手触及者，故名之。有上搭手、中搭手、下搭手之分。本病发展迅速，易向深部及周围扩散，脓头甚多，溃如蜂窝，患者以中、老年为多。该例是搭手内陷之变证，病情较重。因高年体衰，气血素亏，无力托毒外出，故见脓水稀薄，疮口散漫，疮色灰黯，神疲乏力。治当温补脾肾、扶元托邪。更用清热解毒、活血化瘀之剂外洗，内服外洗配合，相得益彰。

环跳疽

王孩　环跳疽初起，右脚不能屈伸，恶寒发热，环跳穴处按痛，形体消削。

大生地 12 克　当归 9 克　川芎 9 克　生白芍 12 克　桃仁 9 克　红花 3 克　生黄芪 12 克　怀牛膝 9 克

按：环跳疽多为髋关节化脓性疾患，疼痛在髋关节部，可致臀部外突，大腿略向外旋，患肢不能伸直和弯曲，甚则漫肿上延腰胯，下及大腿。本病初起之时，当用活血化瘀，扶正解毒为法，治疗及时，可能在早期消散。

横　　痃

张某　本属横痃，破口多日。去年十月起，脱血至今，精神疲惫，脉九候失调，面色少血。脱气虚极，姑尽人力而已。

淡附子 3 克　西党参 3 克　生白术 9 克　归尾 9 克　生白芍 9 克　黄芪 30 克　陈皮 3 克　姜半夏 9 克　炙甘草 3 克

二诊：前方去半夏　加茯苓 9 克　枸杞子 12 克　地龙 9 克　熟地黄 30 克　土黄芪 45 克

三诊：稍见效。脓汁稀薄，可用洗方。

前方去附子　地龙　加蒙自桂 3 克　五味子 3 克　生黄芪 54 克

又洗方：蜂房 9 克　紫河车 9 克　猪肉皮 30 克　白芷 9 克　清甘草 9 克　川芎 9 克　羌活 9 克　苍术 9 克

按：横痃是梅毒之一种症状。发于两腿合缝间，左名鱼口，右名便毒。本案乃是梅毒晚期，毒侵骨髓，流窜脏腑，以致气血两亏，阳气虚脱。因化源不足，肌肤失荣，故疮口久难愈合。《类证治裁》曰："……疮口久不敛者，气血两虚也。口不敛肌不生者，脾气虚也。"故用扶正祛邪之法，助其脾肾，益其气血。

流　　痰

孙师母　素有痰嗽，近日来右腰间作痛，按之，右腰髂处有肿块。脉右寸关滑弦，尺部较弱，左三部皆较无力，面色滞而无光泽，方书以为有痰、有水之征。细察舌色少红润，此血虚也。西医谓“腰椎结核”，议剖解之，鄙意以为血少之病，再经剖解出血，似太危险。姑用丸药以涤其滞，后急急商补以扶其元。是否，请汪老翁再邀高明教正。

五十味大活络 4 粒

按：流痰是发生于骨与关节的疾病，可在病变附近或较远处形成脓肿，破溃之后，脓液稀薄如痰，故名“流痰”。多出现虚劳之象，故又称为“骨痨”。因风寒痰浊凝聚，留于骨骼所致，多为阴证、虚证，治宜滋补肝肾为主，温通经络、散寒化痰为辅。

妇 女 病

血 崩

戴师母 苦血崩。

西党参 30 克 生於术 24 克 炙甘草 6 克 炮姜炭 6 克 淡附子 9 克 真阿胶 9 克 童便 1 杯

二诊：原方淡附子易厚附子 加桑叶 9 克

按：附子理中汤加味，是温中益气摄血之法。复诊以厚附子易淡附子，增强温阳益火之力。加用桑叶，则根据《傅青主女科》治血崩不止，用青海丸宁静血海之意。

陈师母 苦血崩，量多色淡，面色无华，舌淡脉细，尺脉尤甚。

厚附子 9 克 西党参 30 克 生冬术 12 克 姜炭 6 克 炙甘草 9 克 真阿胶 9 克 黄芪 9 克

二诊：厚附子 9 克 西党参 30 克 生冬术 12 克 姜炭 9 克 炙甘草 9 克 真阿胶 9 克 桑叶 9 克

三诊：血崩已止，气血两亏。

厚附子 9 克　归身 9 克　茯苓 9 克　党参 30 克　川芎 6 克　炙甘草 3 克　炒冬术 12 克　黄芪 30 克　真阿胶 9 克

按：本案血崩，证见量多色淡，舌淡脉细，尺脉尤甚，乃是命门火衰，封藏不固，冲任失摄所致。故用温肾益气止血之法。古人云，治血崩有三法：塞流、澄源、复旧。附子理中汤治疗脾肾阳虚血崩，即是求因澄源；加阿胶以止血，亦即塞流。俟血崩止后用气血双补法，乃复旧而固本也。

冯右　血崩为日已久，淋漓不净，色淡质薄，面色㿠白，舌淡，脉细滑，血虚已极。

白术 9 克　党参 9 克　黄芪 30 克　当归 9 克　甘草 3 克　茯神 9 克　远志 3 克　木香 3 克　大枣 6 枚　龙眼肉 9 克　侧柏炭 9 克

二诊：崩漏止。体倦，面虚浮肿，脉细。

当归 9 克　桂枝 3 克　白芍 12 克　炙甘草 6 克　生姜 3 克　大枣 6 枚　饴糖 30 克

按：脾统血，脾虚则清阳下陷，统摄无权，冲任不固，故出血量多，或淋漓不净。虚者补之。方用归脾汤补气摄血，二诊以内补建中汤调理，以固其本。

痛　　经

周右　行经腹痛，经量很少，淋漓不畅，舌质紫黯，少腹有瘀，经阻使然。

小茴香 3 克　炮姜 3 克　官桂 3 克　元胡 9 克　五灵脂 9 克　没药 6 克　川芎 6 克　当归 9 克　蒲黄 6 克

按：本方为《医林改错》少腹逐瘀汤，具有活血调经，温中散寒，行气止痛，祛瘀生新之功。每用于寒湿凝滞，气血瘀结所致的经行腹痛。宜在经前一、二天至经净这段时间内服用，效果较佳。

张姑娘　经来腹痛，量少色淡，手足不温，舌淡，脉沉。

桂枝 6 克　白芍 15 克　甘草 3 克　生姜 3 克　大枣 6 枚　饴糖 30 克　当归 9 克　川芎 9 克

按：该案是气血素虚，阴寒凝滞之痛经。故用小建中汤温中补虚；当归、川芎养血调经。

产　　后

一妇人　产后患肿胀，腹大如鼓。云初起于腹，后渐及遍体，按之没指而软，诸医以为是水胀也；皮不起亮光，以为是气胀也；而皮不过急，以为是血鼓也。云产下后，恶露极旺，上法治之皆无效果，反而气紧加甚。今气喘，舌淡红，脉近芤，初按之急甚，重按极虚。余思之良久无法，后忆及《冷庐医话》有治产后肿胀，用生黄芪 30 克煎汁，煮糯米半杯，成粥，淡食。依法治之，5 日霍然若失。

按：本例肿胀，当是气虚所致。肺气虚，则不能通调水道，下输膀胱；脾气虚，则不能运化精微，输布津液。故诸医作为水肿、气胀、血鼓实证治疗，皆无效。黄芪有补气升阳，利水退肿之功。单味黄芪，功效专一，药中病所，合糯米益胃助脾。药食合用，允称贴当。

周师母　产后，腹中苦寒痛。前医作气滞，久治无效。舌淡脉弱。

精羊肉 30 克　当归 9 克　生姜 12 克

病家云：吾腹痛日久，治之无效，特从远地请范老先生高诊，并非到小菜场买小菜，处方何用生姜、羊肉？一味当归，能治病乎？答曰：此仲景当归生姜羊肉汤，治虚寒腹痛甚效，服之当愈。隔数日，病家前来感谢，谓药到病除，诸恙若失。

按：《金匮》云："产后腹中疞痛，当归生姜羊肉汤主之。并治腹中寒疝，虚劳不足。"此方具温中散寒，养血补虚作用，治产后虚寒腹痛、寒疝虚劳，必效。

张师母　产后受惊，腹痛，恶露不行。血府有瘀，诸证皆由此而起。

当归9克　生地黄12克　桃仁9克　红花6克　甘草3克　枳壳6克　赤芍9克　柴胡9克　川芎6克　牛膝9克　茜草9克

二诊：恶露行，乃是好事，腹痛亦瘥。

当归9克　生白芍9克　茯苓9克　川芎9克　桂枝3克　丹皮9克　桃仁9克

按：本案因新产受惊，惊则气滞，滞则血瘀。血瘀于内，则变证丛生，故用血府逐瘀汤加味破瘀化滞。二诊时，恶露即行，乃用桂枝茯苓丸加当归、川芎，化瘀行滞，以巩固疗效。

张康甫妇　新产患虚证，治之者反以攻表出之，犯虚虚之禁。今见舌胀大而色淡，虚证一；脉洪无力，不耐重取，虚证二；大便不通，无气推下，虚证三；口噤，是牙关硬，不能大开，非咬牙之比，其虚证四；遍体麻木，血失濡养之权，气失温煦之力，其虚证五。头痛亦是虚阳上冲。全是虚证，而反以攻表之剂投之，宜乎？故愈医愈剧也。不得已，姑救之。

桂枝4.5克　白芍12克　炙甘草4.5克　当归身9克　生姜6克　红枣8枚　化龙骨9克　饴糖2匙　真阿胶6克

按：本方为当归内补建中汤加味。此方出于《千金要方·妇人方》，“治产后虚羸不足，腹中疞痛不止，呼吸少气……”先生每用此方治疗产后虚损诸疾，常获卓效。

热入血室

某右　温热，月事适至而阻。

生大黄9克　元明粉9克　桂枝4.5克　桃仁15克　炙甘草4.5克　生白芍6克　柴胡6克

按：此案为热入血室，从所用方药桃仁承气汤加柴胡、白芍双解表里之法来看，当有寒热，烦躁不宁，胸腹胀痛，或脉弦数，舌红苔黄等证。

附：医疗轶事

先生才学并茂，医儒两绝。因其平生不拘小节，故人称“范大糊”，自号“古狂生”。性情怪僻，处方立案，不拘常格，故又有“医林怪杰”之称。其轶事流传颇多，常发人深思，令人叹服。兹录数则，以资共赏。

但愿人皆健，何妨我独贫

先生爱贫嫌富，对富豪之重财轻医者非但不屑一顾，并时时加以嘲弄。常谓此种人无甚大病，不过几个臭钱作怪。而对贫者病家则常不取诊金，还资以药石。有一理发者，家贫因劳成疾，先生获悉，解囊授以人参而却其酬。重病不能门诊者，家人常候先生于途中，诉之病情，邀至家中，先生欣然而往，一无愠色，并屡往访之，至病愈而止。曾自书春联曰：但愿人皆健，何妨我独贫。一生鬻医糊口，家无余资，却乐在其中。

妙手回春

先生凡遇可救之疾，必竭力挽救之。一日出诊返家，忽见邻居堂前木板上放着一个男孩“尸体”。随问其家人，何病而夭？家人告之患痢疾而亡。先生脉之，疑其未真死，或可挽救。因问曰：所下是红还是白？答曰：红冻。先生曰，此赤痢也，虽已虚脱 ，尚可救。遂处以归芍 7 味，重用当归、芍药各 90 克。煎药服药，一直在旁仔细观察。约一小时后，病孩复苏而获救，家人再三叩谢再生之恩，先生连声不必，谓此医者本份事也。

不药而愈

宁波西乡藕缆桥，有朱姓孩偶患感冒，西门一儿科医生诊之，小题大作，节外生枝，处方既毕，再三叮嘱务要忌嘴，且谓丝毫不能马虎，否则病必不愈。本属小疾，由于食忌森严，以致营养水谷少进，病势反重。不得已，求治于先生。先生诊后，知其病为虚多邪少、仓廪空乏。乃谓主人曰：我肚饿矣，先给些点心。病家怎敢怠慢，即刻烧了一大碗肉丝茭菜面敬客。先生自己不吃，端给小孩。那孩子饿的正慌，瞬时间，一碗鲜肉丝茭菜汤面狼吞而尽，病也霍然而愈。

又余姚丈亭王姓富商长子患“小伤寒”，久治未愈。王某焦急万分，一日连续请来四位医生会诊。有谓此虚证宜补之；有谓此实也，当清之；谓虚热当用甘温法；谓虚寒必温运之。各执其理，各拟一方，病家无所适从。有曰：何不请宁波范老先生一诊。即邀之，愿付出诊费银洋一百。先生视过病情，主人拿出前医所拟方药，先生一一掷于一旁，而笑曰：病将愈矣，何用服药，真乃杞人忧天、庸人自烦！随即走至门边田畦上顺手拔来小白菜数株，曰：将此煮服，病即愈矣。主人将信将疑，但不得不遵医嘱，服小白菜汤数日，病者寒热悉除。诸医闻之，乃请教曰：此何疾也，可不药而愈？答曰：病已将去，虚热未退，胃气未升耳，故当升其胃气。《内经》谷肉果菜，食养尽之，此之谓也。诸医恍然大悟。

治从整体

宁波眼科名医姚和清先生，医术超群，门庭若市。一日有双目红赤患者来诊，经治周余，未见进退，和清先生急矣。经再三探问，知患者尚有内疾。和清先生深信先生医术，乃谓之曰，你有内病，可请范老先生治之。先生诊之，断为肺火上蒸，随拟麻杏石甘汤全方，连服3剂，目疾即愈。和清先生拜访范老，内科方何以能疗目疾？先生答曰：中医之整体观念，辨证论治也，眼科医者亦不可惑也。从此，和清先生勤于经典，熟读《内》、《难》，也常用内科方治目疾，而获奇效。其侄姚渭木欲习眼科，和清先生命其拜范老为师，先攻内科，再专目疾。

再生之德

1926年夏末，一日下午，先生出诊回寓，路过国医街，忽听一少妇呼叫救命！原来这少妇的邻居张云卿之子，时年八岁，患高热多日，昏迷不省人事，只一息尚存。举家啼哭，故邻妇拦轿呼救。先生随即往视，见病孩睡在泥土地上，切脉询因，便拟了方药，令家属即去撮来煎服，并叮嘱明天一早可再来门诊。当夜患儿神志稍清，次晨来诊，再授方药。连服3帖，转危为安。病家感恩不已。当时之少妇，现年已76岁，病孩张某也已64岁，均健在。

服药宜忌

慈城冯某，素患饮病，夏月新病后，长期低热不退。当地名医曾用甘温退热等治疗，皆无效应。往求先生诊治，即处以附子理中汤方。人告之此方已服多帖。先生于药方后注“忌葱”二字，并谓知犯戒否？药后果热退病愈。先生之所以强调忌葱者，因葱与炙甘草中之蜜相反。就诊前见病房几上有葱烤鲫鱼一盆，并悉冯某平素嗜食之。由此，可见先生思想敏捷，善于洞察周围环境，因事因人制宜，故常收特异疗效。

肉汤催产

镇海某巨富，家有难产妇，两昼夜未娩，奄奄待毙，家人徬徨不安，乃邀先生急诊。先生诊之，笑曰，不妨，我有良方催产。拟方活猪百斤（急宰），取四蹄，大锅煎汁，顿服一大碗。主人照办，服后不多时，顺产一婴，母子俱安，合家拍手称快。主人备厚礼送归。随诊门人问曰："活猪急宰与市售现购有何两样?"先生笑答："守财奴视钱为命，不如趁机叫他破钞，亲友客人也乐得享享口福。"肉汤催产，其法出自《王孟英医案》。先生不仅能运用自如，以救危急，而且能在一刹间对巨富加以贬罚，真是一举两得，妙趣横生。

对证下药

1932年初秋，张辅臣先生之姐，情怀不遂，适值经潮，以致咽喉如有梗窒，神志迷糊，哭笑无常，喃喃自语。家属以为鬼邪作祟。当地罗老先生诊之，谓此非鬼祟，乃妇人脏躁是也。服甘麦大枣汤，3帖乏效。请先生诊之，详询细察，挥毫就书；既非鬼祟，亦非脏躁，此乃热入血室是也。桃仁承气汤2帖，药后便通而安，世人皆称神术。

以阳克阴

先生思路敏捷，辨证用药颇多独到之处。慈溪袁汉卿氏，时年40余岁，寒热如疟，缠绵不已，达12年之久，形体憔悴，遍服中西抗疟退热药罔效，遂不思疗治，以待天命。先生诊而愈之，并记述其诊疗经过：

余到慈溪出诊，袁闻之，即令家人邀余至家一叙。席间，询其何病如此憔悴不堪。曰，寒热缠绵不愈。家人送上茶茗，余品其味，觉荷香扑鼻，问之何茶。答曰："此属自制。每于荷花盛开时节，取上好茶叶，傍晚纳入花瓣，次晨取出。如此反复经10余日，然后阴干密藏。取其香，逐日泡服，味虽稍苦然回味极清。笑汉武帝承露盘不及也，我非此茶不喝。"余谓先生之疾欲愈乎？答曰："欲也。但病延许久，恐为难先生矣。且愈疾必须服药，口先受苦，药非钱币不买，病未愈而钱囊已空矣。"余曰："我自有妙法，备有特制药料，此去即取仙丹来赠，愈则谢我荷花茶一斤，不愈来我处取偿茶金。”袁随送荷花茶一大包。余归家，买来向日葵二斤，炒香回赠。云聊报荷花茶，仙丹日后奉上。炒香葵子，香味可口，汉卿亦喜食之，未尽，而寒热已。来舍叩谢曰：“寒儒吃葵花子，不料久病得愈，真乃天赐，先生宠运，不必复施仙丹也。”余笑曰：“先生服仙丹而不觉也。”汉卿愕然，但问备细。余曰：“子病实因荷茶而得。荷露极凉，久服焉得不病？露见日即干，其凉气亦即消矣。葵花向日，受太阳之精气最重，以日晒露，必有明验，露见随消，先生之病即愈矣。”汉卿大悟而叹服。

闻香果落

鄞西某患肿胀年余，诸医久治少数。闻先生名，抱一线希望求治。先生询其病况，得悉因贪食过食桃李鲜果，而致胃呆少食，小便渐少，胀即渐作，然大便则稀少不畅。先生即拟红灵丹（0.6 克），连服 3 天，泻下秽物极多而腹胀瘥；又服 3 帖而愈。有问红灵丹何以能治肿胀？先生曰：水果忌香，闻香果落。食果得病者，故可以香料治之。

料事如神

先生对危重病患，以擅用峻剂称著于世，能力挽狂澜，顿挫病势。有一费姓孩患痧证内陷，病情危笃，危在旦夕，群医束手。延先生诊视。诊前，先生悉知病孩家长略懂药性，每见重方，必私减其半。予书处方麻黄八钱（24 克），嘱煎服取汗而返。病家知麻黄药性暴烈，今用偌大剂量，只恐娇体难受，遂减其半，一服而痧现疹透。翌日，先生至寓复诊，直询麻黄减去几何？主人嗫嚅而答曰：减半。先生哈哈大笑曰：是病实需麻黄四钱（12 克）。料你们要擅减药量，如直书四钱（12 克），亦减其半，就无以挽此重证矣。病家闻之，惊喜交加。

诈病诈医

宁波江东戴某，是范寓的常来宾客。其妻心胸狭窄，常为些微小事而耿耿于怀。一天，其夫匆匆来到范家，谓先生曰：内人突然恶病缠身，卧床不起，饭也不吃，话也不讲，劳驾往诊。先生即起身迅往，诊后心中朗然，而故作惊骇曰：尊嫂之病，危入膏肓，处方且慢一步，先要急救。须用清水粪缸里陈尿水，煎开一大碗，急急灌服，愈快愈好，迟恐不救。说罢拂袖而去。回至诊寓，笑谓门生：今日给装病之人治病，用了灵丹，等我回寓，病人必怒骂而起。但她再要装病，也就装不下去了。事后，果闻戴妻于先生走后，一跃而起，破口大骂：范大糊绝子绝孙，要给老娘灌尿水，真是岂有此理！

先生常言，用药如用兵，兵不嫌诈，药也不嫌诈。诈病诈医，则亦不药而愈矣。